Johann Steinberger
Borderline-Kommunikation

Forschung Psychosozial

Johann Steinberger

Borderline-Kommunikation

Eine konversationsanalytische Studie

Psychosozial-Verlag

Bibliografische Information der Deutschen Nationalbibliothek
Die Deutsche Nationalbibliothek verzeichnet diese Publikation in der Deutschen Nationalbibliografie; detaillierte bibliografische Daten sind im Internet über http://dnb.d-nb.de abrufbar.

Originalausgabe

Walltorstr. 10, D-35390 Gießen
Fon: 06 41 - 96 99 78 - 18; Fax: 06 41 - 96 99 78 - 19
E-Mail: info@psychosozial-verlag.de
www.psychosozial-verlag.de

Umschlagabbildung: Walter Eglauer, »Selbstbildnis«, o.J.
Umschlaggestaltung und Innenlayout nach Entwürfen von
Hanspeter Ludwig, Wetzlar
www.imaginary-world.de
Satz: metiTEC-Software, me-ti GmbH, Berlin
ISBN 978-3-8379-2562-3

Inhalt

Geleitwort

Johann Steinberger legt hier ein Werk vor, das aus mehreren Gründen besondere Beachtung verdient. Zum einen widmet er sich fundiert, tiefgehend und ausführlich einem Thema, das in der modernen Psychotherapiewissenschaft wahrscheinlich das ist, was dem frühen Freud und seinen Zeitgenossen das Krankheitsbild der Hysterie war: Die verstörenden und die Professionalität von TherapeutInnen bis zum Äußersten belastenden Phänomene dessen, was unter dem Namen »Borderline« zu fassen versucht wird. Ebenso wie damals die Hysterie sind auch diese Phänomene rätselhaft – aber häufig genug, um beunruhigend zu sein. Für die Praxis der Psychotherapie sind sie daher relevant und in vielerlei Hinsicht für die Entwicklung und Weiterentwicklung des psychoanalytischen und psychotherapiewissenschaftlichen Theoriengebäudes der jeweils aktuellen Phase gut geeignet.

Entwicklungen, die eine therapeutische und/oder wissenschaftliche Beschäftigung mit diesem Störungsbild beeinflussen (können), sind auf mehreren Ebenen zu beobachten, die zum Teil wenig kompatibel sind oder deren Entwicklungen Widersprüchlichkeiten aufzeigen. Widersprüchlichkeiten von jener Art, die unterschiedlichen Grundauffassungen geschuldet sind, und zwar bezüglich der Frage, was denn nun der »richtige« Zugang zu all den Phänomenen sei, die wir innerhalb des großen Feldes der Psychotherapiewissenschaft zu erfassen, zu verstehen und zu behandeln versuchen. Diagnoseschemata wie das DSM oder das ICD, die ihre Wurzeln im organmedizinischen Denken (und dem damit verbundenen Wissenschaftsverständnis) haben, kommen von der »Oberfläche« des Verhaltens her, tiefenpsychologische AutorInnen versuchen die unbewussten Strukturen und die nur über Gegenübertragung und Deutung erschließbare Psychodynamik zu erhellen. Pioniere wie Stavros Mentzos haben versucht, eine eindimensionale »Diagnose Borderline« zu unterlaufen, indem sie mehrdimensionale Modelle entwickelten. Eine solche Sichtweise lässt Borderline-Phänomene als einen Modus der Abwehr erscheinen, dessen wir uns im »Management« unbewusster Konflikte mit unterschiedlicher Intensität bedienen. Bestimmte Personen scheinen dann diesen Modus besonders zu bevorzugen. Trotzdem ist das individuelle Spektrum der verschiedenen Abwehrmodi, des unterschiedlichen strukturellen Reifungsniveaus und der jeweiligen Grundkonflikte bei diesen Persönlichkeiten groß und dieser Unterschiedlichkeit wird man auch nicht gerecht, indem man lediglich eine »mehr oder weniger stark ausgeprägte« Boderlinestörung diagnostiziert.

Zwei weitere Entwicklungsstränge in der modernen Psychoanalyse beeinflussen ebenfalls die Sicht auf die in Steinbergers Arbeit untersuchten Phänomene: Mentalisierung und Intersubjektivität bzw. Relationalität. Wenn man versuchen wollte, einen gemeinsamen Nenner für die miteinander eng verflochtenen vielfältigen Diskurse zu diesen Themen zu finden, so könnte dies zum einen die Erkenntnis sein, dass der analytische Prozess auch die AnalytikerInnen selbst in ihrer gesamten Persönlichkeit erfasst und betrifft, und zum anderen, dass die Folgerung daraus in einer spezifisch disziplinierten Hingabe der AnalytikerInnen an diese gegenseitige Verwiesenheit und Verflochtenheit der beiden Psychen besteht, die miteinander diesen Prozess gestalten. Die besondere Herausforderung in der Arbeit mit Persönlichkeiten, die in dominanter Weise den Borderline-Modus der Kommunikation aktivieren, besteht dann in der Massivität und Intensität, in der die PatientInnen in diesen Fällen die gegenseitige Verwiesenheit und Verflochtenheit strapazieren. Die Aufgabe der Psychoanalyse besteht darin, das Verständnis dieser zwar unbewusst aber umso mächtiger geführten Manipulation der Kommunikation immer tiefer und differenzierter zu erfassen und zu verstehen.

Dieses Ziel verfolgt Steinberger sehr erfolgreich. Er zeigt eindrucksvoll, dass er sowohl auf der Klaviatur »konservativer« Diagnostik zu spielen weiß, als auch die neueren Spielarten analytischer Sichtweisen auf die Borderline-Phänomene beherrscht. In dieser für den deutschsprachigen Raum besonders verdienstvollen Forschungsarbeit wählt er für den spezifischen Gegenstand der Psychoanalyse passende Zugänge, speziell den konversationsanalytischen. Das Herausarbeiten eines für die Borderline-Störung typischen Sprachverhaltens gelingt dem Autor in einer fruchtbaren Verbindung von Plastizität und Präzision. In Steinbergers Studie werden die bei Ulrike Andrée und Michael Buchholz begonnenen Schritte noch konkreter und noch ergebnisreicher fortgesetzt. Dabei interagiert der Autor in seiner Textgestaltung ständig mit den LeserInnen. Dies erweist sich kongruent zu seinem Vorhaben: Einerseits die Therapeuten nicht nur als Resonanzboden, sondern auch als in ihrer ganzen Persönlichkeit, ihrem ganzen Sein in das therapeutische Geschehen Involvierte zu zeigen und andererseits die in den Borderline-PatientInnen wirksamen Elemente als Elemente des Mensch-Seins schlechthin zu decouvrieren – und ihnen so Entwicklungswert und Unausweichlichkeit zugleich zu verleihen. Steinbergers Buch erweckt die Hoffnung auf eine Weiterführung dieser Art von Studien, vor allem in Richtung Mentalisierung und Relationalität.

Wien, im Februar 2016
Univ. Prof. Dr. Thomas Stephenson

Vorwort

»To see a World in a Grain of Sand
and a Heaven in a Wild Flower,
hold Infinity in the palm of your hand
and Eternity in an hour.«

William Blake

Menschen mit all ihren Verstrickungen und Begegnungen in meiner kleinen Welt förderten mich und forderten mich heraus, über das Verstehen der mir innewohnenden Gewalten ein Konstrukt der äußeren Welt zu gestalten.

Die Rollen des Aufeinandertreffens waren unterschiedlichster Natur, ob als Patienten, Freunde, Kollegen, Mentoren, Studenten, Schüler, Praktikanten, Familie. Was sie verbindet, ist, dass sie alle Lehrer für mich waren und zu meiner Entwicklung beigetragen haben.

Es ist unmöglich, hier allen einen Platz zu geben, so viele waren es, die mit mir einen Teil des Weges gingen, der nun schon einen Zeithorizont von mehr als 20 Jahren klinischer Tätigkeit umspannt.

Besonders bedanken möchte ich mich bei den Menschen, die mir ihre Worte in Form von Tonbandaufnahmen und Schriftzeugnissen zur Verfügung gestellt haben. Ich hoffe, ich konnte den Texten insofern gerecht werden, als ihre Anonymität gewahrt bleibt und sie trotzdem für den Leser nachvollziehbar sind.

Das Manuskript lag sieben Jahre in der Schublade. Martin Jandl von der Sigmund Freud Privatuniversität half mir, diese wieder zu öffnen, und die Arbeit am Manuskript zu beenden. Den Text für den Leser in eine verständliche Form gießend und dabei mein Chaos aushaltend, wurde mir Petra Nagenkögel zu einer unverzichtbaren Begleiterin.

Es wäre nie ein Wort zu Papier gekommen, wenn nicht mit großer Geduld und Liebe von Claudia und Sarah ein Raum von Halten und Kreativität dagewesen wäre und da ist.

Wien, Dezember 2014

1. Einleitung

1.1 Erste Annäherung an die Borderline-Störung

Im klinischen Bild erscheint die Borderline-Persönlichkeit als geprägt von emotionaler Instabilität und einer damit verbundenen Problematik der Impulshaftigkeit. Beziehungen werden von Menschen, die an einer Borderline-Störung leiden, sehr intensiv, aber unbeständig geführt, dies führt wiederum zu emotionalen Krisen (ICD-10, S. 230). Das klinische Bild verzeichnet des Weiteren funktionelle Einschränkungen, die sich auf die interpersonellen Beziehungen niederschlagen, was häufig zum Verlust der Arbeit führt. Borderline-Patienten gehören auch zu den Menschen, die das Gesundheitssystem vermehrt in Anspruch nehmen (Work Group on Borderline Personality Disorder, 2001). Ihre Beziehungen gestalten sie nach einem Alles-oder-nichts-Prinzip oder Schwarz-Weiß-Denken. Als klassische Merkmale konnten drei Kognitionsschemata identifiziert werden:

1. »Die Welt ist gefährlich und will mir nichts Gutes.«
2. »Ich bin machtlos und verwundbar.«
3. »Ich bin von Natur aus inakzeptabel.«

Viele Patienten entwickeln unter Belastung paranoide Symptome. Die genannten Grundhaltungen fließen in jede Begegnung mit ein (Fonagy & Bateman, 2004, S. 33; Beck & Freeman, 1993).

Die Definition im DSM-IV bezieht sich auf ein »tiefgreifendes Muster von Instabilität in den zwischenmenschlichen Beziehungen«. Nach dem DSM-IV müssen von den neun BPS-Kriterien fünf erfüllt sein, um diese Diagnose vergeben zu können. Skodol und Kollegen (2002) haben darauf hingewiesen, dass dadurch

151 Kombinationen entstehen. Fonagy und Bateman (2004, S. 30) verweisen auf eine persönliche Mitteilung von Karterud, der 256 Kombinationen errechnet hat. Dies stellt natürlich für jeden Diagnostiker eine unbefriedigende Situation dar. Durch die fehlende Homogenität der Krankheitsbilder werden klar kommunizierbare Diagnosekriterien und entsprechend auch eine effiziente Forschung erschwert (Buchholz, 2004b, S. 1; Hyman, 2002).

Die Prävalenz der Borderline-Persönlichkeitsstörung liegt je nach Studie zwischen 0,2% und 1,8% der Gesamtbevölkerung (Fonagy & Bateman, 2004, S. 31; Buchholz, 2004b, S. 1; Stone, 2000, S. 6). Die derzeit genaueste Studie über die Häufigkeit wurde in Oslo durchgeführt (Togerson et al., 2001). Diese Studie sieht die Prävalenz der Borderline-Persönlichkeitsstörung bei 0,7%. Sie ist somit weniger hoch als in den meisten Studien, die aus den USA kommen. Nimmt man die Zahlen aus dem klinischen Bereich, so bewegt man sich bei ambulanten Patienten zwischen 8% und 11% und bei stationären Patienten zwischen 14% und 20%. Bei forensischen Patienten liegen die Zahlen zwischen 60% und 80% (Fonagy & Bateman, 2004, S. 32).

Otto F. Kernberg schätzte, dass die Prävalenz der Borderline-Persönlichkeitsorganisation in der Bevölkerung bei 10% liegt (Stone, 2000, S. 5). Die unterschiedlichen Zahlen weisen auf die Heterogenität im Erscheinungsbild der Borderline-Persönlichkeitsstörung hin, sie berücksichtigen aber nicht die kulturellen und örtlichen Unterschiede. Die meisten Erhebungen beziehen sich auf den urbanen Bereich in westlichen Gesellschaften.

1.2 Therapeutische Probleme

In der Psychotherapie wird immer wieder auf die Schwierigkeiten in der Behandlung von Patienten mit einer Borderline-Persönlichkeit hingewiesen. Therapeuten berichten des Öfteren über Frustrationserlebnisse, die in therapeutischen Sitzungen speziell von dieser Patientengruppe ausgelöst werden. Menschen, die im klinischen Bereich tätig sind, klagen über die negativen Gefühle, die sie in der Begegnung mit Borderline-Patienten erleben. Viele Psychotherapeuten erleben Symptome von Stress bei der Arbeit mit diesen Patienten und möchten nicht zu viele von ihnen in Behandlung nehmen (Buchholz, 2004b, S. 1; Buchholz, 2006, S. 7).

Was veranlasst Menschen, die im klinischen Feld arbeiten, wie Ärzte, Krankenschwestern, Therapeuten oder Sozialarbeiter, mit einer solchen emotionalen Heftigkeit auf Borderline-Patienten zu reagieren? Viele Therapeuten können die

Gefühle, die sie in solchen Gesprächssituationen erleben, gut reflektieren. Was sie aber nicht mehr wissen, sind die Gesprächsinhalte, die diesen Reaktionen vorangingen. Die Emotionen überlagern die kognitiven Inhalte (Buchholz, 2004b, S. 2; Buchholz, 2006, S. 7f.).

Die Schwierigkeit in der Kommunikation stellt ein wiederkehrendes Problem dar, welches immer wieder zu Therapieabbrüchen führt (Trenk-Hinterberger, 2005, S. 228; Rohde-Dachser, 1995, S. 154). Borderline-Patienten scheinen mit ihrem Gesprächsverhalten beim Gegenüber eine massive Reaktion hervorzurufen. Welche Form von Kommunikation findet hier statt? Die klinischen Konzepte stellen keine ausreichende Hilfe zur Verfügung, um sich diesen Fragen annähern zu können.

Die psychoanalytische Fachwelt beschäftigt sich schon länger mit einem Phänomen, das sie als »Projektive Identifizierung« bezeichnet. Jeder erfahrene Kliniker weiß, dass der Patient etwas in ihn »hineingibt«, um es dann »verfolgen« zu können. Wie entstehen solche Phänomene? Lässt sich dieser psychische Abwehrmechanismus der Projektiven Identifizierung im Gespräch erkennen? Solche Fragen lassen sich nicht über die Diagnose von Persönlichkeitsanteilen beantworten, sondern brauchen eine genaue Beobachtung der Borderline-Kommunikation und Borderline-Interaktion (Buchholz, 2004b, S. 3).

1.3 Zur Bedeutung der Projektiven Identifizierung

Die Projektive Identifizierung gewinnt in den letzten Jahren immer mehr an Beachtung. Sie wird von vielen Therapeuten in Zusammenhang mit der Borderline-Störung als wichtiger Abwehrmechanismus gesehen (O. F. Kernberg et al., 2001). Ausgehend von der Kleinianischen Schule aus London (1946) wird dem Konzept der Projektiven Identifizierung nun auch im deutschsprachigen Raum ein großes Interesse entgegengebracht. Durch dieses Konzept lässt sich für die beobachtbaren und erlebten Phänomene bei schweren Persönlichkeitsstörungen eine feinere Interaktionsstruktur finden, als sie vorher mit den Modellen der Übertragung und Gegenübertragung gegeben war. Damit lassen sich nun leichter Verbindungen zwischen der klinischen Theorie und der Metapsychologie setzen. Die damit verbundenen Entwicklungen bilden derzeit eines der wichtigsten Forschungsfelder in der Psychoanalyse (Segal, 2004, S. 10). Unter diesem Gesichtspunkt scheint es mir auch wichtig, eine Verknüpfung zwischen der Projektiven Identifizierung und der Erkennung eines typischen Sprachverhaltens bei Borderline-Störungen herzustellen.

In der Literatur stößt man immer wieder auf unterschiedliche Definitionen dieses Begriffs. Trotz der klinischen Relevanz wird die Projektive Identifizierung von einer gewissen Unschärfe begleitet. Es findet sich noch keine klare Abgrenzung zu den Begriffen »Projektion« und »Identifikation«. Die ersten Tagungen zu diesem Begriff wurden von Sandler 1988 in Jerusalem unter dem Titel »Projection, Identification, Projective Identification« und 1995 in London unter dem Titel »Understanding Projective Identification: Clinical Advances« abgehalten. Die erste deutschsprachige Tagung »Neue Gedanken zur Projektiven Identifizierung« wurde im Oktober 2004 veranstaltet (Frank & Weiß, 2007, S. 8). Trotz dieser Bemühungen wurde der Begriff bis heute nicht klar definiert.

Melanie Kleins erste Beschreibungen gehen davon aus, dass die Projektive Identifizierung dazu dient, negative Gefühle abzuwehren und sie in aggressiver Weise in ein Objekt zu injizieren. Die negativen Gefühle sind nun im Objekt verankert, wobei darunter Objekt und Subjekt leiden (ebd., S. 11).

Otto F. Kernberg betrachtet die Projektive Identifizierung als spezifischen Abwehrmechanismus im Zusammenhang mit einer Borderline-Persönlichkeitsstörung (O.F. Kernberg, 1983, S. 44). Er führt das Konzept der Borderline-Persönlichkeitsorganisation in die klinische Diskussion ein. Er stellt seine Überlegungen dem psychiatrisch-deskriptiven Ansatz gegenüber und verknüpft verschiedene psychoanalytische Konzepte. O. F. Kernberg betrachtet die Borderline-Störung unter einem deskriptiven, strukturellen und genetisch-dynamischen Aspekt (Leichsenring, 2003, S. 20). Anhand dieser Verknüpfung spricht er von einer Persönlichkeitsorganisation. Diese unterteilt er in eine höhere und eine niedere Stufe. Die Spaltung betrachtet er als einen vorrangigen Abwehrmechanismus bei diesem Störungsbild. Sie sei die Grundvoraussetzung dafür, dass ein Subjekt einen Teil seiner selbst aus sich herausnehmen und einem Objekt zuschieben könne. Das Objekt spüre nun ein ihm fremdes Gefühl.

1.4 Methodisches Vorgehen und Forschungshypothese

Viele erfahrene Kliniker berichten immer wieder von Stresssymptomen, die sie an sich wahrnehmen, wenn sie mit Borderline-Patienten arbeiten. Sie empfinden Gefühle von Hilflosigkeit, Angst und Aggression. Es stellt sich natürlich die Frage, was in einer therapeutischen Sitzung passiert, damit sich der Behandelnde mit solch massiven inneren Gefühlen konfrontiert sieht. Was sagt der Patient zum Therapeuten? Ulrike Andrée hat sich in ihrem Werk *Entwicklung und Anwendung eines Kodierschemas zur Erfassung von borderline-typischem Sprachverhalten* damit auseinandergesetzt (Andrée, 1995). Sie versuchte auf der Grundlage von psychoanalytischen und linguistischen Theorien charakteristische Merkmale der Sprache von Borderline-Patienten zu finden. Michael Buchholz setzte sich ebenfalls mit der Frage der Borderline-Kommunikation auseinander und erarbeitete einen Entwurf für eine Forschungsarbeit (Buchholz, 2004b, S. 3f; Buchholz, 2006, S. 6f.). Derzeit gibt es aber noch keine Studie zur Erfassung der Projektiven Identifizierung im therapeutischen Gespräch mit Menschen mit schweren Persönlichkeitsstörungen.

Die Problematik scheint in der Erstellung eines Forschungsdesigns zur Objektivierung der Projektiven Identifikation zu liegen. Welche Gefühle im Therapeuten im Gespräch ausgelöst werden bzw. vom Patienten in ihn projiziert werden, kann nur er selbst beantworten.

Ich möchte in der Untersuchung auf vier unterschiedliche Materialien zurückgreifen: erstens auf Liebesbriefe, die von einer Patientin an einen Praktikanten von mir verfasst wurden; zweitens auf Briefe, die an eine psychiatrische Abteilung gerichtet waren; drittens auf transkribierte Gespräche aus meinen therapeutischen Stunden; und viertens auf Interviews mit KollegInnen, die mit Borderline-Patienten arbeiten.

Die transkribierten Gespräche stammen aus psychotherapeutischen Behandlungseinheiten mit Patienten mit einer diagnostizierten Borderline-Persönlichkeitsstörung. Protokolliert wurden sowohl Sitzungen, die am Beginn einer Therapie geführt wurden, als auch solche, die im Zuge von mehrere Jahre umfassenden Therapien aufgenommen wurden.

Mit der Methode der Qualitativen Textanalyse (Peräkylä et al., 2008; Have ten Paul, 2005; Przyborski, 2004; Henne & Rehbock, 2001) wird das gewonnene Material gesichtet. Die Texte werden in Hinblick auf die Aussage des Patienten, die Reaktion des Therapeuten und die Antwort des Patienten untersucht. Die Antwort des Therapeuten wird mit den von ihm verspürten Gefühlen gekoppelt und somit einer Außendeutung unterzogen, der die Frage zugrunde liegt, ob es sich dabei um vom Patienten induzierte Gefühle und damit um eine Projektive Identifikation handelt. Als vierte Komponente wird die Antwort des Patienten herangezogen. Zusammenfassend wird das Augenmerk also auf folgende Punkte gelegt:

1. die Äußerung des Patienten,
2. die Reaktion des Therapeuten,
3. das innerpsychische Geschehen im Therapeuten (Gefühle, Gedanken, Empfindungen) und
4. die Reaktion des Patienten.

Bei den Antworten der Patienten wird das fokussierte Material auf erkennbare Borderline-Interaktionsmuster hin analysiert. Es soll hier die Motivdarstellung des Patienten und des Therapeuten dargestellt werden. Der Fokus liegt in der Analyse auf dem Nichtgesagten. Was wird im Gespräch ausgespart, wie erfolgt dieses »Auslassen« und wie drängt es trotzdem an die Oberfläche? Wie wird der Therapeut dazu verführt, genau das zu sehen, was er sieht? Es geht nicht um die Idee, was dahinter stehen könnte, sondern darum, was in den sprachlichen Äußerungen erkennbar wird. Die in der bestehenden Literatur zu findenden Gesprächsinhalte werden nun auf die vorgefundenen Interaktionsmuster überprüft.

Im letzten Schritt werden drei Kolleginnen, die mit Borderline-Patienten arbeiten, auf diese Interaktionsmuster hin befragt.

Meine Hypothese lautet, dass sich in den Gesprächssequenzen keine speziellen Gesprächsmuster abbilden, sondern sich die »üblichen« Interaktionsmuster mit einer erhöhten Intensität nachweisen lassen. Buchholz und Kollegen (2008) kommen zu einem ähnlichen Ergebnis bei der Analyse der kommunikativen Verfahren einer Gruppe von Sexualstraftätern. Diese verwenden die gleichen Strategien wie andere Patienten, unterscheiden sich aber entscheidend in der Art dieser Nutzung, was zu erheblichen Folgen in ihren sozialen Beziehungen führt (Buchholz et al., 2008). Die Borderline-Patienten erzeugen massive Schuldgefühle im Gegenüber und bringen es in eine defensive Haltung. Dies führt wiederum zu massiven Reaktionen des Gesprächspartners. Vergleichbare Verhaltensmuster werden immer wieder von erfahrenen Kindergartenpädagogen beschrieben – sie scheinen ein für Kinder einer gewissen Altersstufe typisches Interaktionsmuster zu sein.

Entsprechende Beobachtungen an Kindern wurden ebenfalls erwähnt in einer persönlichen Mitteilung von Daniel Stern (2008). Ihre Interaktionsmuster scheinen sich bei Borderline-Patienten erhalten zu haben. Sie versuchen in das Gegenüber einzudringen, um negative Gefühle »abzuladen« oder um eine Verbindung zu erzeugen, die zu unterschiedlichen massiven Reaktionen führt. Es muss dabei allerdings auch im Therapeuten eine Bereitschaft geben, die ihm »anvertrauten« Gefühle anzunehmen. Wenn sich Therapeuten aus Angst und Überforderung vom Patienten distanzieren, so können sie ihm nicht die Bereitschaft des Annehmens und Haltens entgegenbringen. Sie müssen vielmehr dem Patienten eine Haltung der Offenheit signalisieren. O.F. Kernberg spricht von einer »Gegenübertragungsfläche«, die in den unbewussten Reaktionen des Therapeuten auf die Äußerungen des Patienten zum Ausdruck kommt (O.F. Kernberg, 2013, S. 381). Freud verwendete die Metapher des Schwingens, um ein Bild für dieses Phänomen zu entwickeln:

> »[Es] gelingen jene Fälle am besten, bei denen man wie absichtslos verfährt, sich von jeder Wendung überraschen läßt, und denen man immer wieder unbefangen und voraussetzungslos entgegentritt. Aus der einen psychischen Einstellung nach Bedarf in die andere zu schwingen, nicht zu spekulieren und zu grübeln, solange er [der Therapeut] analysiert, und erst dann das gewonnene Material der synthetischen Denkarbeit zu unterziehen« (S. Freud, 1912, S. 380).

Durch welche Mechanismen versetzt der Patient den Therapeuten in Schwingung? Die meisten kennen Schuldgefühle, die aus der Vorstellung resultieren, dem Patienten nicht adäquat helfen zu können. Hier scheinen sich die inneren Gefühle über die Struktur des Über-Ichs einer Sprache zu bedienen.

2. Die Borderline-Störung

Klinisches Bild und historische Entwicklung

2.1 Klassifikation nach DSM-IV und IDC-10

Grenzstörung – dieser Ausdruck wurde entwickelt, um eine Grenze zwischen Neurose und Psychose zu beschreiben, wie es O.F. Kernberg postuliert. Erstmalig wurde der Begriff »Borderland« von Hughes in zwei Arbeiten, die er 1884 veröffentlichte, verwendet (Hughes, 1884a, 1884b). Rosse beschäftigte sich 1890 mit der klinischen Bedeutung der »Borderland«-Geisteskrankheit (Rosse, 1890, S. 669–683). Clark schreibt über eine modifizierte Behandlungstechnik der Psychoanalyse von »Borderland«-Neurosen und -Psychosen. Er stellt in der Behandlung diese beiden Begrifflichkeiten gleich und trifft zumindest in der Anwendung von Behandlungstechniken keine Unterscheidung (Clark, 1919, S. 306ff.). Als Randbemerkung führte Moor 1921 eine Analyse von bestimmten psychischen Borderline-Zuständen ein (Moore, 1919, S. 252–283). Adolf Stern gebrauchte den Terminus »Borderline« erstmals 1938 als nosologischen Begriff. Als guter Beobachter und Kliniker beschrieb er die noch heute gültigen Phänomene, wie wir sie in der Behandlung von Borderline-Patienten erleben (A. Stern, 1938, S. 480; vgl. Kind, 2011, S. 21–34).

Aus der geschichtlichen Entwicklung dieser Diagnose heraus lassen sich vier Strömungen ableiten (vgl. auch Herpertz & Saß, 2001, S. 115–123; Herpertz & Saß, 2011, S. 35–43). Diese beruhen auf einer psychiatrischen entwicklungsgeschichtlichen Konzeptualisierung und verwenden explizit eine nosologische Beschreibung.

Eine Einordnung des Störungsbildes unter die Schizophrenen Erkrankungen: Emil Kraepelin (1893) versuchte im Zuge seiner Klassifikation ein Störungsbild für auffälligere Persönlichkeiten in der Dementia simplex unterzubringen. Er bezeichnete es als »forme fruste« und verlieh ihm damit eine entwicklungspsychologische Dimension. Es fehle diesen Persönlichkeiten die »Höherentwicklung« zur Dementia simplex – somit würden sie auf einer vulgäreren Stufe stehen bleiben. Einige der Symptome finden wir verankert in der von Bleuler (1916, S. 195) beschriebenen latenten Schizophrenie, bei der es zu einer Persönlichkeitsabweichung im Sinne von sozialem Rückzug und exzentrischer Kommunikation kommt, aber nie zu einem Vollbild der Schizophrenie: »verschrobene Köpfe aller Art; die als Weltverbesserer, Philosophen, Schriftsteller, Künstler auffallen« (ebd.). Seine Beschreibung lässt keinen klaren diagnostischen Rückschluss erkennen und die Diagnose erscheint vielmehr als mystische Ahnung.

1. Eine weitere Entwicklung in die Richtung des schizophrenen Formenkreises stellen die Beschreibungen der Ambulanten Schizophrenie dar (Zilboorg, 1941, 1975). Manche Autoren (Herpertz & Saß, 2011; Rohde-Dachser, 2000, 2004a) rechnen auch die pseudopsychopathische Schizophrenie zu dieser Richtung. Dieses Konzept stammt von Dunaif und Hoch (1951). Hoch und Polatin unterteilten die gefundenen Phänomene in primäre und sekundäre Symptome (1949). Rohde-Dachser greift in ihrer Beschreibung des Borderline-Syndroms (1979, S. 483f.) auf deren Ideen von sekundären Symptomen wie der »Pan anxiety«, der »Pan Sexuality« und der »Pan neurosis« zurück. Für O. F. Kernberg zielen die Beschreibungen von Hoch und Dunaif auf die Diagnose einer schwer behandelbaren narzisstischen Störung ab (O. F. Kernberg, 2006, S. 721).
2. Eine Einordnung dieses Störungsbildes unter die Affektiven Störungen: Diese zweite Entwicklungslinie geht von einem Grenzgebiet zwischen der Borderline-Störung und den Affektiven Störungen aus. Hier steht eine Betrachtung im Vordergrund, die auf die wechselnden Stimmungslagen abzielt. Kraepelin beschrieb 1896 eine Patientengruppe mit »konstitutionellen Verstimmungen«, die er in seinem Lehrbuch mit Homosexualität, Zwangszuständen und dem impulsiven Irresein in Verbindung brachte und die er zu den psychopathischen Störungen zählte (Herpertz & Saß, 2011, S. 37). Schneider unterteilte 1923 die Psychopathen in zehn Untergruppen, wobei die stimmungslabilen Psychopathen diese affektive Komponente als Charakterbeschreibung am besten abbilden (Schneider, 1942, S. 94; Schneider, 1946, S. 12). Ende der 70er Jahre verschob sich der Fokus primär von den subschizophrenen zu den subaffektiven Krankheitsmodellen. Eine große Überschneidung zwischen der Borderline-Persönlichkeitsstörung und der Zyklothymen Persönlichkeit arbeitete Gunderson heraus (Gunderson, 2005, S. 66f.). Eine Gruppe um Akiskal diskutierte in neuerer Zeit,

ob es sich bei der Borderline-Persönlichkeitsstörung um eine Variante der Bipolaren Störungen handelt (Herpertz & Saß, 2011, S. 38).

3. Eine Einordnung dieses Störungsbildes unter die Impulskontrollstörungen: Im ICD-10 wird den Impulshandlungen bei der Borderline-Störung eine große Bedeutung beigemessen. Die Willensstörung ist der historische Begriff, der diesem Konzept zugrunde liegt. Es handelt sich um die Unmöglichkeit einer willentlichen Hemmung, die nur passager oder gar nicht zur Verfügung steht (Scharfetter, 1985, S. 241). Schneider beschreibt 1923 den Typus des »Explosiven Psychopathen« (Schneider, 1942, S. 99). Im Fokus dieser Beschreibungen steht die Impulsivität, die eine hohe Komorbidität zur antisozialen Persönlichkeit aufweist. Interpersonale Gewaltakte werden sehr oft von impulsivem Verhalten getragen. Die Bereitschaft zur impulsiven Verarbeitung von inneren Zuständen bleibt ab dem Ende des zweiten Lebensjahres stabil und weist auf eine lebenslange Vulnerabilität hin (Bateman & Fonagy, 2008, S. 166f.).
4. Eine Einordnung dieses Störungsbildes unter die Posttraumatischen Belastungsstörungen: Die Verknüpfung der Symptome mit der Borderline-Persönlichkeitsstörung liegt nahe, da sich bei beiden ähnliche ätiologische Faktoren feststellen lassen. Bei Borderline-Patienten finden wir in der Anamnese einen sexuellen Missbrauch (zwischen 25% und 70%) und einen körperlichen Missbrauch (zwischen 30% und 40%). Eine Metaanalyse konnte aber keinen engeren Zusammenhang zwischen den beiden Erkrankungen feststellen (Herpertz & Saß, 2011, S. 39).

Gunderson (2005) bietet einen guten Überblick über die diagnostischen Hauptlinien der Entwicklung der Borderline-Konstruktion als phänomenologischem Begriff (vgl. Abb. 1).

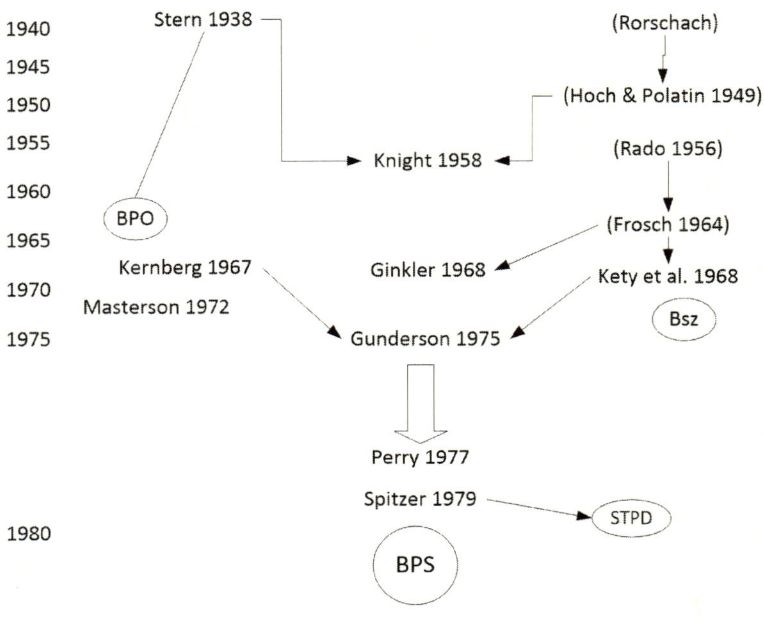

Abb. 1: Entwicklung des Borderline-Konstrukts: BPO = Borderline Persönlichkeitsorganisation, BPS = Borderline Persönlichkeitsstörung, STPD = schizotype Persönlichkeitsstörung, BSz = Borderline-Schizophrenie (Gunderson, 2005, S. 28)

Freud erwähnt im Vorwort zu dem Buch *Verwahrloste Jugend* von August Aichhorn:

> »Die Möglichkeit der analytischen Beeinflussung ruht auf ganz bestimmten Voraussetzungen, die man als »analytische Situation« zusammenfassen kann, erfordert die Ausbildung gewisser psychischer Strukturen, eine besondere Einstellung zum Analytiker. Wo diese fehlen, wie beim Kind, beim jugendlichen Verwahrlosten, in der Regel auch beim triebhaften Verbrecher, muß man etwas anderes machen als Analyse, was dann in der Absicht wieder mit ihr zusammentrifft. [...] Wenn der Erzieher die Analyse durch Erfahrung an der eigenen Person erlernt hat und in die Lage kommen kann, sie bei *Grenz- und Mischfällen* zur Unterstützung seiner Arbeit zu verwenden« (Freud, 1925, S. 7; Hervorh. J.S.).

Es klingt, als würde Freud bereits vorwegnehmen, wohin sich die Psychoanalyse bei schweren Persönlichkeitsstörungen mithilfe der Objektbeziehungstheorien und der Ich-Psychologie entwickeln wird. Er beschreibt einen der wichtigsten Faktoren in der Borderline-Behandlung, nämlich die Verbindung von therapeutischen Elementen mit strukturierten, sprich pädagogischen Elementen, wie sie zum Beispiel im Therapievertrag bei der TFP-Therapie zum Ausdruck kommen (Clarkin et al., 2005, S. 324).

Einige der Fallgeschichten von Sigmund Freud werden diagnostisch in die Richtung von Borderline-Störungen gedeutet. Freud beschreibt in »Aus der Geschichte einer infantilen Neurose« einen Patienten, den sogenannten »Wolfsmann«, in dem A.R. Wolberg einen typischen Borderline-Patienten sieht. Sie greift speziell die Beziehung des Patienten zu seinen Eltern auf, in der das Kind seine Eltern idealisiert und deren Selbstbezogenheit abspaltet (Wolberg, 1973; Rohde-Dachser, 2000, S. 86; Dulz, 2001b, S. 24). Durch diese Beschreibung sieht sie den Abwehrmechanismus der Spaltung gegeben, der ja eine zentrale Bedeutung in der Borderline-Struktur hat. Die Fallgeschichte der Anna O. aus Freuds und Breuers *Studien über Hysterie* würde heute anhand der dort genannten Symptome ebenfalls mit der Überlegung einer Borderline-Struktur bedacht und Anna O. würde vermutlich auch als multiple Persönlichkeit diagnostiziert werden. Freud und Breuer beschreiben Symptome wie psychogenen Husten, Halluzinationen, Suizidgedanken, veränderte Bewusstseinszustände, Kontrakturlähmungen, Anästhesien, Mutismus und Seh- und Sprachstörungen (Mertens, 2000, S. 20; Dulz, 2001b, S. 24). Auch die Fallgeschichte des »Rattenmannes« wird aus heutiger Sicht in Hinblick auf eine vorliegende Zwangs-Borderline-Störung betrachtet (Fischer-Kern & Springer-Kremser, 2008, S. 381).

Hier stellt sich naturgemäß die Frage der Behandlungsmethode. Die meisten Autoren (Rohde-Dachser, 2000, S. 147; O. F. Kernberg, 1993, S. 17, 43, Bateman & Fonagy, 2008, S. 82; Bolm, 2009, S. 3) gehen davon aus, dass Menschen mit einer diagnostizierten Borderline-Störung der klassischen Psychoanalyse nur sehr schwer zugänglich sind. Die derzeitigen Behandlungsmanuale, wie sie von O. F. Kernberg, Bateman und Fonagy und Linehan vertreten werden, haben sich vom klassischen Behandlungsbild der Psychoanalyse mit der Couchsituation sehr weit entfernt. Das Behandlungskonzept von Linehan beruht auf verhaltenstherapeutischen Regeln, während jenes von O. F. Kernberg auf eine strukturelle Veränderung des Patienten abzielt und aus der Tradition der Objektbeziehungstheorien stammt.

Die Borderline-Störung zählt zu den Persönlichkeitsstörungen und sie ist diejenige, die in den letzten Jahrzehnten am besten erforscht wurde. Im klinischen Alltag wird diese Diagnose in zweierlei Hinsicht verwendet, nämlich erstens, um damit auf die Persönlichkeitsstruktur des Patienten zu verweisen, und zweitens, um die Vielschichtigkeit seiner Probleme fassbar zu machen.

Oft ist auch eine gewisse Hilflosigkeit mit dieser Diagnose verbunden. Mit einer medikamentösen Behandlung lassen sich nach wie vor keine großen Erfolge erzielen. Dies ruft bei dem klassisch medizinisch ausgerichteten Personal auf versorgenden Psychiatrischen Stationen eine gewisse Ratlosigkeit hervor und löst damit eine Kränkung in den behandelnden Personen aus. Eine Möglichkeit des Umgangs mit diesem Konflikt besteht darin, die Diagnose der Borderline-Störung gar nicht erst zu stellen, sondern in Hinblick auf die beschriebene Symptomatologie des Patienten zu diagnostizieren, wobei fast immer die Diagnose der Depression gegeben wird (Affektive Störung).

Die Anerkennung der Borderline-Persönlichkeitsstörung, wie sie im DSM-IV definiert wird, hat sich im europäischen Raum nie durchgesetzt. Im ICD-10 finden wir die Borderline-Persönlichkeitsstörung mehr in Richtung der Impulsivität beschrieben, unter Auslassung der Phänomene des mit einer Borderline-Störung verbundenen dissoziativen und paranoiden Erlebens. Es findet sich die Unterscheidung in zwei Subtypen. Neben der emotional instabilen Persönlichkeitsstörung gibt es auch die Persönlichkeitsstörung mit mangelhafter Impulskontrolle. Letzere betrifft eher Männer und kommt weniger in Kliniken vor als vielmehr in Gefangenenhäusern. In einer evaluierten Therapiegruppe aus dem Maßnahmenvollzug hatten fast alle Teilnehmer ein sogenanntes Borderline-Strukturniveau (Feil et al., 2007, S. 76; Lackinger, 2008, S. 68; Friedemann & Pfäfflin, 2005, S. 770; Rohde-Dachser, 1995, S. 81). Unter der Fragestellung der Geschlechtsspezifität erscheint die genannte diagnostische Unterscheidung fragwürdig.

Meines Erachtens ist es aus verschiedenen Gründen sinnvoll, die Persönlichkeitsstörung am Konzept des DSM-IV und nach den Kriterien von Otto F. Kernberg (1983, 1993, 2006, 2013) darzustellen, wobei viele Kriterien im DSM-IV von O. F. Kernberg übernommen wurden. Eine weitere sehr gute Darstellung, der ich mich anschließen möchte, ist jene von Christa Rohde-Dachser (1996, 1999, 2000, 2004a).

Wenn man von einer Borderline-Störung spricht, meint man eine Persönlichkeitsstörung (siehe ICD-10), die auf der Achse F60 – Persönlichkeitsstörung verzeichnet ist.

Definition der Persönlichkeit auf einer deskriptiven Ebene:
Mit Persönlichkeit ist die Summe aller charakteristischen und alltäglichen Eigenschaften und Verhaltensbereitschaften eines Menschen gemeint, die Summer

seiner Gefühle, Emotionen, Motivationen und Kognitionen, die ihm seine einzigartige, unverwechselbare Individualität und Identität verleihen und ihn eine Vorstellung über sein Selbst- und Welterleben entwickeln lassen. Das deskriptive Konstrukt der Persönlichkeit bezieht Aspekte des Wahrnehmens, Denkens, Fühlens sowie der interpersonellen Beziehungsgestaltung mit ein (Caligor & Clarkin in Clarkin et al., 2013, S. 10; Caligor et al., 2010, S. 15).

Otto F. Kernberg unterscheidet nach einer Idee von Green eine reife von einer unreifen Persönlichkeit, indem er ein die reife Persönlichkeit kennzeichnendes autonomes, abstraktes und entpersonifiziertes Über-Ich voraussetzt, im Gegensatz zu einem infantilen Über-Ich-Niveau, das bei einer unreifen Persönlichkeit vorherrschend sei (O. F. Kernberg, 2002, S. 150).

Von Störung bzw. Beeinträchtigung der Persönlichkeit sprechen wir dann, wenn die vorherrschenden Charakterzüge immer starrer und rigider werden und somit zu einer Lebenseinschränkung beim Bewältigen der Alltagsfunktionen führen (Caligor & Clarkin in Clarkin et al., 2013, S. 10; Caligor et al., 2010, S. 15; O. F. Kernberg, 2013, S. 116).

Die Diagnostischen Leitlinien laut ICD-10 (2000, S. 227) für spezifische Persönlichkeitsstörungen F60:

- Es besteht eine deutliche Unausgeglichenheit in den Einstellungen und im Verhalten in mehreren Funktionsbereichen wie Affektivität, Antrieb, Impulskontrolle, Wahrnehmen, Denken sowie in den Beziehungen zu anderen.
- Das auffällige Verhaltensmuster ist andauernd und nicht auf Episoden psychischer Krankheit begrenzt.
- Das auffällige Verhaltensmuster ist tief greifend und in vielen persönlichen und sozialen Situationen eindeutig unpassend.
- Die Störungen beginnen immer in der Kindheit oder Jugend und manifestieren sich auf Dauer im Erwachsenenalter.
- Die Störungen führen zu subjektivem Leiden (manchmal erst im späteren Verlauf).
- Die Störungen sind meistens mit deutlichen Einschränkungen der beruflichen und sozialen Leistungsfähigkeit verbunden.

Klinische Erscheinungsbilder der Persönlichkeitsstörungen laut ICD-10:

- Emotional instabil (Borderline)
- Histrionisch
- Paranoid
- Schizoid

- Dissozial
- Ängstlich
- Anankastisch (zwänglich)

Im ICD-10 finden wir unter F60.3 die emotional instabile Persönlichkeitsstörung; von den genannten Kriterien müssen drei Eigenschaften oder Verhaltensweisen vorliegen, um eine Diagnose stellen zu können:

- Es besteht eine deutliche Tendenz, impulsiv zu handeln – ohne Berücksichtigung möglicher Konsequenzen.
- Die Stimmungslage ist durch eine instabile und wechselnde Tendenz geprägt.
- Die Fähigkeit zur Vorausplanung ist gering.
- Ausbrüche intensiven Ärgers können oft zu gewalttätigem und explosivem Verhalten führen.
- Es besteht eine hohe Sensitivität gegenüber Kritik.

Es gibt zwei Erscheinungsformen dieser Persönlichkeitsstörung:

- F 60.30: Im Vordergrund steht hier die emotionale Instabilität in Verbindung mit einer mangelnden Impulskontrolle.
- F 60.33: Hier liegt der Fokus mehr auf dem Selbstbild, welches durch Unklarheit und ein Gefühl von innerer Leere gekennzeichnet ist. Trotz unbeständiger Beziehungen kommt es zu einem großen Bemühen, nicht verlassen zu werden. Suiziddrohungen und Selbstschädigung liegen oft vor.

Wenn wir die Diagnostik des DSM-IV betrachten, so fällt sofort auf, dass die Borderline-Störung nicht als Unterkategorie einer Impulskontrollstörung zu sehen ist, sondern vielmehr die Zuspitzung von Charaktermerkmalen bedeutsam erscheint.

Im DSM-IV werden die Persönlichkeitsstörungen drei Clustern zugeteilt:

- Cluster A: paranoide, schizoide und schizotypische Persönlichkeitsstörung
- Cluster B: borderline, histrionische, antisoziale und narzisstische Persönlichkeitsstörung
- Cluster C: selbstunsichere, dependente, zwanghafte und passiv-aggressive Persönlichkeitsstörung

Die Diagnostische Leitlinie laut DSM-IV-TR für die Borderline-Persönlichkeitsstörung 301.83 charakterisiert sich durch ein tief greifendes Muster von Instabilität in zwischenmenschlichen Beziehungen, im Selbstbild und in den Affekten sowie durch eine deutliche Impulsivität. Der Beginn der Störung liegt im frühen Erwachsenenalter und manifestiert sich in den verschiedenen Lebensbereichen. Mindestens fünf der folgenden Kriterien müssen erfüllt sein:

1. Es besteht ein verzweifeltes Bemühen, tatsächliches oder vermutetes Verlassenwerden zu vermeiden.

   Hierbei ist Folgendes zu beachten: Es werden keine suizidalen oder selbstverletzenden Handlungen berücksichtigt, die in Kriterium 5 enthalten sind.
2. Es liegt ein Muster instabiler, aber intensiver zwischenmenschlicher Beziehungen vor, das durch den Wechsel zwischen den Extremen der Idealisierung und Entwertung gekennzeichnet ist.
3. Es besteht eine Identitätsstörung, die durch eine ausgeprägte und andauernde Instabilität des Selbstbildes oder der Selbstwahrnehmung gekennzeichnet ist.
4. Es liegt Impulsivität in mindestens zwei potenziell selbstschädigenden Bereichen vor (Geldausgeben, Sexualität, Substanzmissbrauch, rücksichtsloses Fahren, »Fressanfälle«).

   Hierbei ist Folgendes zu beachten: Es werden keine suizidalen oder selbstverletzenden Handlungen berücksichtigt, die in Kriterium 5 enthalten sind.
5. Es kommt zu wiederholten suizidalen Handlungen, Selbstmordandeutungen oder -drohungen oder Selbstverletzungsverhalten.
6. Es besteht eine affektive Instabilität infolge einer ausgeprägten Reaktivität der Stimmung (z. B. hochgradige episodische Dysphorie, Reizbarkeit oder Angst, wobei diese Verstimmungen gewöhnlich einige Stunden und nur selten länger als einige Tage andauern).
7. Es existiert ein chronisches Gefühl der Leere.
8. Eine unangemessene, heftige Wut oder Schwierigkeiten, die Wut zu kontrollieren, liegen vor (z. B. häufige Wutausbrüche, andauernde Wut, wiederholte körperliche Auseinandersetzungen).
9. Es bestehen vorübergehende, durch Belastungen ausgelöste paranoide Vorstellungen oder schwere dissoziale Symptome.

Beide Diagnose-Schemata spiegeln die Heterogenität der Symptome der Borderline-Störung wider und erschweren somit eine genaue und klar abgegrenzte Diagnoseerstellung. Viele Kliniker reagieren mit einer Ablehnung dieser Diagnose und subsumieren zum Beispiel den Punkt 7 des DSM-IV unter eine depressive Erkrankung oder Punkt 8 unter eine Affektive Störung usw.

Der Grad der Schwere einer Erkrankung bzw. einer Regressionsanfälligkeit lässt sich aus diesen Kriterien auch nicht erschließen (Bateman & Fonagy, 2008, S. 32). Komorbidität ist bei diesen Störungsbildern ebenfalls ein nicht zu unterschätzender diagnostischer Faktor und birgt durch ihre Komplexität eine hohe Fehleranfälligkeit (Clarkin et al., 2005, S. 86). In einer Studie mit 180 Borderline-Patienten wurde bei 91% eine weitere Diagnose festgestellt (Fyer et al., 1988, S. 348). Eine weitere diagnostische Problematik besteht in der phänomenologischen Überschneidung von posttraumatischen Belastungsstörungen und Borderline-Störungen (Bronisch, 2001, S. 219). Im DSM-IV ist die Problematik des Verlassenwerdens an die erste Stelle gerückt. Für manche Autoren weist diese auf eine für Borderline-Patienten spezifische Angst hin, die an einen Inhalt gebunden ist (Vollmoeller, 1997, S. 98). Es ist eine spannende Frage, inwieweit diese Problematik sich in der Begegnung mit einem Gegenüber bzw. in der versuchten Kontrollausübung über das Gegenüber darstellt und ob bzw. in welcher Form sie sich auch in der Kommunikation manifestiert.

Gehen wir nun von der deskriptiven psychiatrischen Diagnostik zur deskriptiven Symptomatik auf psychoanalytischer Grundlage, die in ihrer Interpretation auf einer phänomenologischen Basis aufbaut. Sie bedeutet eine andere Form der Konzeptualisierung mit dem Grundgedanken von Otto F. Kernberg:

> »[P]athognomische Einzelsymptome gibt es hier nicht, aber der Nachweis von zwei oder erst recht drei der im folgenden angeführten Symptome ist jedenfalls ein gewichtiger Hinweis auf eine möglicherweise zugrundeliegende Borderline-Persönlichkeitsstruktur zu werten. Die endgültige Diagnose hängt in jedem Falle nicht von der deskriptiven Symptomatik ab, sondern vom Nachweis der charakteristischen Ichstörung« (O. F. Kernberg, 1978, S. 25).

Kernberg entwickelte auf dieser Basis sein psychodynamisches Konzept der Borderline-Persönlichkeitsorganisation. Bei der Diagnoseerstellung wechseln sich die Exploration von Symptomen und Beschwerden, die Analyse des anamnestischen Materials und die Betrachtung von Beziehungsmustern in der Übertragung ab (Arbeitskreis OPD, 2004, S. 93).

Eine weitere Problematik in der psychiatrischen deskriptiven Diagnostik, wie sie durch das ICD-10 und das DSM-IV besteht, liegt in der Fluktuation der beschriebenen Symptome (Dulz, 2011, S. 328). Um eine Homogenität in der Betrachtung der Borderline-Störung zu erreichen, bedarf es des Verstehens der intrapsychischen Struktur im Menschen und somit der Anwendung von psychoanalytischen Verständniskonzepten.

2.2 Die psychoanalytisch orientierte deskriptive Definition

Die Borderline-Theorie, auf die ich mich – basierend auf einem psychoanalytischen Raster – hauptsächlich beziehe, ist von Otto F. Kernberg entwickelt worden und stellt noch immer das gängigste Modell dar. Er ist emeritierter Professor für Psychiatrie und ehemaliger Leiter des Instituts für Persönlichkeitsstörungen des New Yorker Presbyterien Hospital. Im deutschsprachigen Raum wurde sein Konzept in den 70er Jahren von Rohde-Dachser aufgegriffen und weiterentwickelt (Rohde-Dachser, 1996, 1999; Rohde-Dachser, 2000, S. 15; Rohde-Dachser, 2004a, S. 16).

Otto F. Kernberg spricht in seinen ersten Aufsätzen von einer Ich-Störung (O. F. Kernberg, 1967, S. 641). Er versuchte sie an verschiedenen Symptomen festzumachen. Sein bekanntestes Buch ist *Borderline Conditions and Pathological Narcissism*, das 1975 publiziert wurde.

Die Borderline-Störung definiert er als eine Erkrankung der Persönlichkeitsstruktur und bezeichnet sie als *Borderline Personality Organisation*. Da es sich dabei um eine innerpsychische Struktur handelt, entzieht sich diese Organisation jeder äußeren Beobachtung. Entsprechend wurde an diesem Modell dahingehend Kritik geäußert, dass es keine sichere diagnostische Grundlage darstelle, weil man, von ihm ausgehend, auf die von O. F. Kernberg beschriebene Borderline Personality Organisation schlussfolgern bzw. auf die Gegenübertragung und die damit verbundenen Gefühle reflektieren müsse, um auf die innerpsychische Struktur des Patienten rückschließen zu können (Rohde-Dachser, 1996, 1999, 2000; Rohde-Dachser, 2004a, S. 65).

Hier stellt sich die Frage, was unter einer psychischen Struktur und einer strukturellen Störung zu verstehen ist.

Als Struktur im psychischen Sinne betrachten wir das gesamte Gefüge von innerseelischen Dispositionen und Stimmungen. Diese innere Struktur begleitet uns durch unser gesamtes Leben, sie bestimmt damit unsere regelmäßigen und wiederholbaren Verhaltensweisen und kann als Träger wichtiger kognitiver und mentaler Funktonen angesehen werden. Sie dient somit der Aufrechterhaltung unseres psychischen Gleichgewichtes (Rudolf et al., 1995; Rudolf, 1993; Hölzer & Kächele, 2003, S. 163).

Von einer Störung sprechen wir dann, wenn gewisse Ich-Funktionen nicht vollständig in ihrer stabilisierenden Funktion zur Verfügung stehen. Hier sprechen wir dann von einer entwicklungsbedingten strukturellen Störung. Im Gegensatz dazu kann eine gewisse Vulnerabilität bei Belastungen zu strukturellen Störungen führen (Rüger & Reimer, 2006).

O. F. Kernberg beschreibt zunächst die Symptome vor dem Hintergrund einer Ich-Störung. Um den Verdacht auf eine Borderline-Störung äußern zu können, müssen mindestens drei Symptome vorhanden sein. Diese müssen zeigen, dass der Patient nicht in der Lage ist, Konflikte, die sein Selbst bedrohen, mit bestimmten neurotischen Symptomen zu bewältigen, sondern dass er zur Abwehr solcher Konflikte eine Vielzahl von Abwehrmechanismen braucht, die sich durch unterschiedlichste Symptombildungen zeigen.

Es lässt sich folgende Unterscheidung zwischen Neurose, Psychose und Borderline-Störung treffen: O. F. Kernberg und sein Team sind davon ausgegangen, dass man die Diagnose einer Borderline-Erkrankung nicht in einem Anamnesegespräch stellen kann, da die Symptome wechseln. Es ist wichtig darauf zu achten, ob die beobachteten Symptome stabil bleiben oder ob sie Fluktuationen zeigen, wie es für eine Borderline-Störung charakteristisch ist. Die Fluktuation der Symptome ist ein wichtiges diagnostisches Kriterium, um auf eine Borderline-Störung zu schließen. Rohde-Dachser empfiehlt deswegen eine Verlaufsbeobachtung (Rohde-Dachser, 2000, S. 40; Rohde-Dachser, 2004a, S. 33; Clarkin et al., 2005, S. 86).

Wie sich hier bereits abzeichnet, können Anamnesegespräche im klassischen psychiatrischen Sinn nicht vollständig sein, da nur das momentan vorherrschende Symptom diagnostiziert werden kann. Es bedarf einer sehr genauen Beobachtung des Patienten und einer ausgereiften Teamkommunikation im stationären Bereich, um diese Strukturen zu erkennen. Als ein wichtiges diagnostisches Kriterium sind auch die verschiedenen Symptome heranzuziehen, die wir selbst im Patienten in unterschiedlichen Dynamiken und Situationen auslösen. Wir verursachen in ihm Konflikte, die er auf unterschiedlichste Weise lösen muss.

Folgende Symptomliste, nach einer Idee von Rohde-Dachser, stellt den Pool dar, aus dem mindestens drei Aspekte erkennbar werden müssen, um eine Annäherung an die Diagnose einer Borderline-Störung wagen zu können:[1]

---

1 Siehe auch Backenstraß & Mundt, 2011, S. 457; Bronisch, 2011, S. 406; Doering, 2011, S. 303; Dulz & Ramb, 2011, S. 328; Dulz & Sachsse, 2011, S. 429; Gast, 2011, S. 412; Hoffmann, 2011, S. 375; O.F. Kernberg, 1978, S. 25; O.F. Kernberg, 2013, S. 25; Rohde-Dachser, 1996, 1999; Rohde-Dachser, 2000, S. 39; Rohde-Dachser, 2004a, S. 32; Richter-Appelt, 2011, S. 492.

- chronische, frei flottierende Angst
- multiple Phobien
- Hypochondrie
- Zwangssymptome mit der Tendenz zur zwanghaften Umgestaltung
- ausgestanzte Wahnvorstellungen
- multiple oder bizarre Konversionssymptome
- dissoziative Reaktionen
- Dämmerzustände
- Depersonalisation
- Derealisation
- Veränderungen des Körperschemas
- Depression (diffuse Wut steht im Vordergrund)
- polimorph-perverse Sexualität
- episodischer Verlust der Impulskontrolle
- Neigung zu sensitiver Verarbeitung
- Neigung zu optischen Pseudohalluzinationen
- mystisches Denken/Fortbestehen kindlicher Gespensterängste
- körperliche Selbstverletzungen (ohne suizidale Absicht)

2.2.1 Chronische, frei flottierende Angst

Manche Autoren gehen davon aus, dass Angst das Leitsymptom der Borderline-Störung darstellt (Dulz, 2011, S. 329; Dulz, 2009, S. 195; Hoffmann, 2011, S. 375). Sie stellen diese permanent vorhandene Angst in den Dienst aller anderen Symptome und Abwehrmechanismen. Aggression ist dabei ein wichtiger Faktor, um innerpsychische Konflikte zu externalisieren und so eine Entängstigung herbeizuführen. Angst ist die Basis von aggressivem Verhalten (Dulz, 2011, S. 330; O. F. Kernberg, 2013, S. 364). Manche Autoren sprechen explizit von einer Borderline-Angst (Hofmann, 2002, S. 25).

Otto F. Kernberg betrachtet sie als die Unfähigkeit dieser Patienten, eine innere Toleranz gegenüber ihren »Urängsten« zu entwickeln, sodass sie ihre unbewussten Konflikte in ein Szenarium von Gewalt umsetzen müssen (O. F. Kernberg, 1993, S. 18; O. F. Kernberg, 1997, S. 65; O. F. Kernberg, 2009, S. 154). Ermann spricht von einem intersubjektiven Raum, der zwischen Mutter (Bezugsperson) und Kind vorherrscht; wenn es nicht gelingt, in diesem Raum etwas »Ertragbares« entstehen zu lassen, so kann keine Affektintegration gelingen, was zu chronischen diffusen Angstgefühlen führt (Ermann, 2012, S. 79).

Dulz bietet als Lösungsversuch für die Problematik der vielen unterschiedlichen und fluktuierenden Symptome an, eine Grundbasis von einer frei flottierenden Angst und damit ein chronisch erhöhtes Angstlevel anzunehmen. Die weiteren beschriebenen Symptome stellen dabei eine mögliche Reaktion auf diese chronische Angst dar (Dulz, 2011, S. 331).

Patienten sprechen immer wieder von massiven Ängsten, die sie keiner Situation zuordnen können. Grundsätzlich lässt sich erkennen, dass die Angstschwelle erhöht liegt und es bei Überschreitung dieser Schwelle zur Instabilität der Impulskontrolle kommen kann. Um ihre Ängste unter Kontrolle zu halten und damit ihre innere Struktur aufrechterhalten zu können, benötigen diese Menschen sehr viel Energie. Diese Ängste scheinen bewusstseinsnahe andere Affekte zuzudecken. Wenn es zu Impulsdurchbrüchen kommt, scheint die Angst ihre Aufgabe nicht mehr bewältigt zu haben und es kommt zu einem Strukturzusammenbruch des Ich (Rohde-Dachser, 2000, S. 41; Rohde-Dachser, 2004a, S. 33; O.F. Kernberg, 2013, S. 25; O.F. Kernberg, 1983, S. 2). Durch die Fragilität der emotionalen Regulierungsfähigkeit kommt es zu einer Affektdysregulation, die oft von einer in der Kindheit erlebten Misshandlung herrühren dürfte (Bateman & Fonagy, 2008, S. 73).

Wie die folgende Therapiesituation zeigt, können die Ängste sich auch in Form von Aggression dem Therapeuten gegenüber ausdrücken.

Patientin schweigt immer wieder in den Sitzungen, nach einigen Minuten beginnt sie mich zu entwerten und zu beschimpfen, sie springt auf und verlässt das Zimmer.

Im Moment der Aggression mir gegenüber war keine Angst mehr da, diese war nicht mehr nötig, da dieser Impuls zum Durchbruch kam. In der nächsten Stunde hatte sie Schuldgefühle und beschäftigte sich mit einer möglichen Bestrafung von meiner Seite.

Viele Autoren sprechen in diesem Zusammenhang auch von einer Pan-Angst bzw. *pan-anxiety* (Hoch & Polatin, 1949; Hüloch & Catell, 1959; Rohde-Dachser, 2000, S. 41; Rohde-Dachser, 2004a, S. 34; Springer-Kremser & Schuster, 1994, S. 86). Die Unterscheidung zu neurotischen Erkrankungen besteht in der chronischen Beständigkeit dieser Ängste bzw. der genannten erhöhten Angstschwelle.

Der Patient fühlt sich diesen Ängsten ausgeliefert, da er sie nur schwer an Situationen binden kann. Er kann ihnen damit auch nicht ausweichen und hat das Gefühl, sich ständig im »Feindesland« zu bewegen und einen Angriff zu erwarten. Dieser Angriff kann jederzeit aufgrund eines Affektes erfolgen, der die innere Schranke durchbricht und zu unkontrollierbaren Situationen führt. Hier können wir bereits paranoide Züge erkennen, wie sie in einem präpsychotischen Zustand vorherrschen (Caligor et al., 2010, S. 223; O. F. Kernberg, 1978, S. 29).

Wenn man genau weiß, wovor man Angst hat, ist das eine Verbesserung gegenüber diffusen Borderline-Ängsten, die einen ständig bedrohen können und die nicht einzuordnen sind. Es gibt keine Möglichkeit, diesen diffusen Ängsten auszuweichen. Eine Idee, die aus der Verhaltenstherapie kommt, besteht in der Form der Anwendung und des Trainierens von Skills, wie sie von Linehan vorgeschlagen wurden und im deutschsprachigen Raum von Bohus weiterentwickelt wurden, um mit einem massiven Außenreiz dem inneren Affekt entgegenzuwirken (Linehan, 1996; Alf et al., 2012). Eine frei flottierende Angst bedeutet, dass es keine stabile Abwehr im Sinne von Abwehrmechanismen gibt, die mithilfe eines Symptoms die Angst binden könnten. Es ist immer mehr Angst in der Seele vorhanden, als die neurotischen Symptome binden können. Dadurch kommt es zu einer Symptomfülle, die oft als Komorbidität diagnostiziert wird (Dulz, 2011, S. 328).

Die genannte Instabilität trifft auch auf die weiteren Symptome zu. Es können keine stabilen und damit dauerhaften Symptome auf einem neurotischen Niveau gebildet werden. Die Angst vor jenen Situationen, welche die Affekte mobilisieren können, scheint zu groß zu sein. Wenn ein höheres Strukturniveau vorliegt, können die Patienten eine dieser Ängste in Multiple Phobien umwandeln (Rohde-Dachser, 2000, S. 39; O. F. Kernberg, 1978, S. 26).

Die weiteren hier erläuterten Symptome entsprechen ebenfalls den Merkmalen der von Hoch und Polatin beschriebenen »pseudoneurotischen Schizophrenie«. Sie teilten diese in drei Stufen ein: Pan-Angst, Pan-Neurose und Pan-Sexualität (Herpertz & Saß, 2011, S. 36; Leichsenring, 2003, S. 20).

2.2.2 Multiple Phobien oder Polyphobien

Von einer multiplen Phobie spricht man dann, wenn ein Patient nicht nur eine einzige Phobie hat wie zum Beispiel jene vor Spinnen, vor Schlangen oder Tunneln, vor dem Fliegen, dem Erröten, dem Sprechen vor einer Gruppe oder davor, von anderen angesehen zu werden; bei einer multiplen Phobie bestehen all diese Ängste nebeneinander oder fluktuierend. Auffallend dabei ist auch die dadurch bedingte massive Einschränkung im Alltag (Rohde-Dachser, 2000, S. 39; O. F. Kernberg, 1978, S. 26; Leichsenring, 2003, S. 20). Die Unbeständigkeit der phobischen Symptome bzw. das Auftreten von isolierten Angstanfällen, wie wir es im Phänomen der Panikattacken haben, scheint von Situationen herzurühren, die beim Patienten Abwehrphänomene hervorrufen, um belastenden Ereignissen bzw. inneren Konflikten entgehen zu können (Caligor et al., 2010, S. 163).

Eine Unterscheidung zur neurotischen Phobie scheint mir die Erklärung dafür zu sein, dass nicht nur dann ein Hinweis auf eine das neurotische Niveau übersteigende Phobie vorliegt, wenn der Patient in einer für ihn bedrohlichen Situation seine Ängste entwickelt, sondern auch, wenn diese bereits bei Gedanken und Vorstellungen an eine solche Situation auftreten und dadurch massive Ängste ausgelöst werden, die wiederum zu einem Vermeidungsverhalten führen (Rohde-Dachser, 2000, S. 42; Dickes, 1974).

Des Weiteren lässt sich erkennen, dass die Grenze zu einer paranoiden Ausgestaltung (Angst, von anderen angeblickt zu werden) und zur Manifestierung einer Zwangsneurose (Angst, sich zu beschmutzen) sehr fragil ist (O. F. Kernberg, 1978, S. 27). Im DSM wird auf die Angst bzw. auf Phobien verzichtet. Als Grundlage für die Ausschließung der Angst aus dem DSM wurde auf eine Studie von Gunderson und Singer (1975, S. 1–10) zurückgegriffen, in der eine »Pan-Angst« nicht als Leitsymptomatik eruiert werden konnte. Gunderson und Kollegen fanden ein Überwiegen der Angstsymptome bei Patienten, die eine Schizophrenie-Diagnose hatten. Es gibt auch Überlegungen, dass es sich bei den Patienten, die Hoch und Polatin beforscht hatten, eher um solche gehandelt hatte, die zu einer diagnostischen Gruppe von Psychosen gehörten (Hoffmann, 2011, S. 376).

2.2.3 Hypochondrie

Die Hypochondrie kommt dadurch zum Ausdruck, dass der Patient seine Angst an die Vorstellung über die Verletzlichkeit seines Körpers bindet. Sie zieht einen Teil der Libido auf den eigenen Körper. Die Unterscheidung zur neurotischen Bindung liegt auch hier in der Fluktuation. Bei neurotischer Bindung bleibt die Vorstellung, von einer lebensbedrohlichen oder von einer chronischen Krankheit befallen zu sein, stabil (Wilhelmsen & Jantschek, 2007, S. 248). Hypochondrische Ideen können zugunsten von anderen Symptomen wieder aufgegeben werden. Otto F. Kernberg siedelt die Hypochondrie auf einem »niedrigen« Strukturniveau der Borderline-Persönlichkeitsstörung an. Die Unterscheidung liegt für ihn in der Intensität der Zuwendung zum eigenen Körper. Hypochondrische Züge, die infolge von massiver Angst auftreten, sind eher neurotischer Natur. Er betrachtet die Hypochondrie als ein Syndrom, das schon fast einer eigenen Persönlichkeitsstörung entspricht. Wobei sich hier die Annahme vertreten lässt, dass bei »hypochondrischen Befürchtungen« oder der »hypochondrischen Idee«, wie sie von anderen

Autoren vertreten wird, eher die Möglichkeit eines Symptomwechsels gegeben ist als bei der von O. F. Kernberg definierten psychosenahen Hypochondrie (Rohde-Dachser, 2000, S. 40; Herpertz & Saß, 2011, S. 36; O. F. Kernberg, 1983, S. 27f.; O. F. Kernberg, 2001a, S. 51; O. F. Kernberg, 2011, S. 293ff.).

Hypochondrie erscheint mir als ein sehr unspezifisches Phänomen und bedarf einer genauen Beschreibung der Vorstellung von der Verletzlichkeit des eigenen Körpers. Meines Erachtens gibt es eine große Bandbreite zwischen neurotischen und psychotischen hypochondrischen Ängsten.

2.2.4 Zwangssymptome

Darunter lassen sich Symptome bzw. Verhaltensweisen verstehen, an denen der Patient sehr rigide festhält und die er kurzzeitig als ich-synton wahrnimmt. Die Symptomatik des Zwanges verstärkt sich durch das Zunehmen von Angst und kann schlussendlich in einer Wahnsymptomatik enden. Das bedeutet, dass Zwang und Wahn sehr nahe beisammen liegen. Werden zum Beispiel Gedanken immer drängender, dann können sie sich zur Gewissheit aufbauen (Rohde-Dachser, 1996, 1999). Kurt Schneider (1966) sprach in diesem Zusammenhang von einer Wahngewissheit.

Otto F. Kernberg (1978) subsumiert Patienten, die an Zwangsgedanken von paranoider oder hypochondrischer Art leiden, unter die Zwangssymptomatik. In seinen späteren Werken siedelt er auf der von ihm erarbeiteten Persönlichkeitsskala die zwanghaft-obsessive Persönlichkeitsorganisation im neurotischen Niveau und die hypochondrische und paranoide Persönlichkeitsorganisation auf der niederen Borderline-Persönlichkeitsstufe an.

Aus den Zwangssymptomen wird aber letztlich auch kein dauerhafter Wahn, weil der Patient in dem Moment, in dem der innere Konflikt nachlässt, aus dem heraus er möglicherweise den Wahn entwickelt hat, wieder zum Zwangssymptom zurückkehrt. Das heißt, dass auch seine Fähigkeit zur Realitätsprüfung nach einiger Zeit wieder vorhanden ist. Meist vergessen die Patienten die Situation, in der sie die zwanghaften Vorstellungen entwickelten, oder sie reagieren beschämt auf die Gedanken, die sie dabei hatten. Eine Stabilisierung auf neurotischem Niveau stellt sich dann ein, wenn die Zwangssymptome ich-synton werden. Sie werden einer Rationalisierung unterzogen (Rohde-Dachser, 2000, S. 42; Rohde-Dachser, 2004a, S. 35; O. F. Kernberg, 1983, S. 27; O. F. Kernberg, 2011, S. 297).

Ein Patient konnte im Laufe der Therapie seine ich-syntonen zwanghaften Vorstellungen und Fragen, nämlich speziell nach intimen Handlungen seiner Lebensgefährtin und danach, mit welchen Partnern und in welcher Form sie Sexualität gelebt hatte, aufgeben. Anfangs kam es auf seine Fragen hin oft zu aggressiven Handlungen von beiden Seiten. Er musste dann den Orten in der Stadt ausweichen, wo seine Lebensgefährtin mit andern Männern Zeit verbrachte. Er hatte als rationale Erklärung für sein Verhalten, dass er eben sehr ehrlich in Beziehungen sei und über alles reden möchte. Im Laufe der Therapie konnte er erkennen, wie destruktiv dieser Zwang sich für ihn selbst gestaltete. Er konnte den Zwang seiner Fragen als ich-dyston erkennen und in der Folge andere Denkperspektiven und Deutungen zulassen.

2.2.5 Kurzzeitige Wahnvorstellungen

Diese speziellen Wahnvorstellungen sind zwar nur sehr kurz auftretend, werden aber zu den psychosenahen Symptomen gerechnet. Wenn paranoide Züge im Vordergrund stehen, sprechen wir von einer präpsychotischen Persönlichkeitsstruktur. Der Patient organisiert niemals seinen Lebensinhalt um den Wahn. Vielmehr ist dieser an eine auftretende Angst gebunden. Die Wahnvorstellungen werden aufgegeben, sobald die Angst wieder die Ich-Stabilität übernehmen kann. Es tritt dadurch nie ein systematisierter Wahn auf, wodurch sich die genannten kurzzeitigen Wahnvorstellungen von der Psychose unterscheiden. Der Wahn ist eine vorübergehende Reaktion auf innerpsychische Konflikte und stellt einen Versuch dar, diese über einen Wahninhalt zu binden. Die Inhalte des Wahns drehen sich meist um Beeinflussung, Verfolgung, Beziehung, Versündigung oder sie haben größenbezogene, nihilistische und körperbezogene Inhalte (Rohde-Dachser, 1996, 1999; Rohde-Dachser, 2000, S. 48; Rohde-Dachser, 2004a, S. 42; O. F. Kernberg, 1983, S. 29; Spitzer et al., 2011, S. 443).

Kernberg verwendet die Fähigkeit des Patienten zur Wahnauflösung in seinen Therapien. Er weist den Patienten auf die »inkompatiblen Realitäten« hin. Dies funktioniert allerdings nur bei einer positiven Übertragungssituation, da sonst der Patient, der ja seine Umwelt als feindlich deutet, den Therapeuten als Lügner erlebt (O. F. Kernberg, 2001b, S. 458).

2.2.6 Multiple oder bizarre Konversionssymptome

Otto F. Kernberg (1978, S. 27) hebt besonders die chronifizierten bizarren Konversionen hervor, die für eine Borderline-Störung sprechen. Vermutlich meint er auch bizarre Tics.

Spannender bei der Betrachtung dieses Symptoms scheint mir die Frage seines zeitlichen wie kulturellen Kontextes zu sein. Zu Zeiten Freuds war die Konversion eine sehr gängige Diagnose. Er zählte sie zu den Hysterien. Von Untersuchungen aus Indien wissen wir, dass Konversionen einen großen Teil der Psychiatrischen Patienten betreffen (Nandi et al., 1992). Meine klinischen Erfahrungen mit Konversionen erstrecken sich auf Patienten aus dem Vorderen Orient bzw. aus dem Mediterranen Raum. Eine mögliche Hypothese für das Auftreten der Konversion besteht in der repressiven Wirkung von traditionellen Strukturen (Murphy, 1982). Das heißt natürlich umgekehrt, dass in stark an Traditionen gebundenen Gesellschaften impulsive Störungen sehr selten auftreten. Speziell in Japan finden wir keine Borderline-Störungen (Sato & Takeichi, 1993).

Grundsätzlich findet sich ein Unterschied in der Häufigkeit des Auftretens von Konversionserkrankungen zwischen ländlichen und städtischen Gebieten. Millon (1993) und Paris (1996b) erklären das mit der Repression von Emotionen in ländlichen Strukturen. Deshalb kommt es zu einem vermehrten Auftreten dieser Erkrankungen in städtischen Gebieten. Die Frage bleibt unbeantwortet, ob nicht genau jene Personen, die Probleme mit der Integration in eine Gemeinschaft haben, in städtische Gebiete abwandern, wo sie aber mit noch größeren Veränderungen und damit verbundenen Ängsten konfrontiert werden und es damit erst recht zu einer Verstärkung oder Zunahme ihrer Symptome kommt – wobei es bei dahingehenden Untersuchungen um Länder geht, wo eine Abwanderung aus ländlichen Strukturen direkt in die Slums der Großstädte führt. Jedenfalls scheinen sich noch viele Fragen in Hinblick auf die kulturellen Implikationen dieser Diagnose aufzutun.

Ein Patient erzählte in einer Gruppensitzung von seinen Empfindungen, dass »über Nacht« seine Muskeln gewachsen seien und er nun breitere Schultern habe. Er fühle sich nun viel stärker und selbstbewusster. Hier lässt sich sein innerer Konflikt auch über eine sexuelle Verdrängung diskutieren, womit wir wieder sehr nahe an der Hysteriesymptomvorstellung von Freud wären. Die Chronizität dieser Symptome bzw. Vorstellungen weist auf ein Borderline-Niveau hin (O.F. Kernberg, 1983, S. 27).

Beispiel: Eine Patientin zog immer die Schultern während eines Gesprächs hoch und blickte nach hinten, um zu sehen, ob jemand hinter ihr stehe, so als ob sie jederzeit befürchtete, geschlagen zu werden.

2.2.7 Dissoziative Reaktionen und Phänomene

Die Patienten berichten des Öfteren von Dämmerzuständen, in denen sie sich wie in Trance erleben. Ein Patient erzählte, dass er versucht habe, sich in einer Gruppensitzung, die er als »langweilig« wahrnahm, »wegzubeamen«. Er verfiel in eine Art von Tagtraum. Patienten können sich dann auch nicht an das erinnern, was in solchen Sitzungen gesprochen wurde – es herrscht eine Amnesie vor.

Bei Gruppentherapien habe ich dieses Symptom öfter erlebt. Es fällt auf, wie »cool« und scheinbar ungerührt manche Patienten über gewisse Dinge berichten können. Sie erzählen, als ob ihre Erlebnisse in einer anderen Welt stattgefunden hätten und als ob bei deren Transformierung in diese Welt der Affekt dazu verloren gegangen wäre. Die Patienten können diese dissoziative Reaktion meist selbst nicht erkennen und auch nicht benennen (Spitzer et al., 2011, S. 444; O. F. Kernberg, 1983, S. 27).

2.2.8 Derealisation

Der Patient stellt zwischen sich und der Realität eine Abgrenzung auf, sodass er sich mit seinen Affekten nicht mehr infizieren kann. Derealisation wird als Wand zwischen Innen und Außen beschrieben. Die Patienten haben den Eindruck, die Außenwelt habe sich verändert und sie hätten keinen Zugang mehr zu ihr. Sie wissen zwar, dass die Welt da ist und sie in ihr leben, bleiben aber dennoch in einem Gefühl von Starre und Leblosigkeit (Spitzer et al., 2011, S. 445; Kapfhammer, 2005, S. 139; Rohde-Dachser, 1996, 1999; Rohde-Dachser, 2000, S. 81, 93; Rohde-Dachser, 2004a, S. 37).

Ein Patient beschrieb dieses Phänomen als das Gefühl, wie in Watte gepackt zu sein. Er könne meine Worte hören, sie kämen aber nur sehr gedämpft an ihn heran. Da die Worte in ihm nichts bewirken würden, könne er auch keine Gefühle spüren. Diese Problematik verunmöglicht ihm befriedigende Beziehungen zu führen. Sie führte ihn schließlich zu mir in die Therapie, da es ihm nicht gelang, mit seinen 26 Jahren eine Beziehung zu einer Frau aufzunehmen.

2.2.9 Depersonalisation

Der Patient beschreibt dieses Phänomen als einen Zustand, in dem er sich selbst bei seinem Tun und Handeln beobachtet. Das Selbst teilt sich in ein Köper- und in ein Rational-Selbst. Der Körper wird als fremd erlebt. Depersonalisation bedeutet in diesem Moment, sich selbst nicht mehr wahrnehmen zu können. Patienten sagen dann oft, sie hätten keine Gefühle mehr. »Ich kann nichts fühlen. Ich sehe wie von außerhalb, was ich tue. Ich bin aber nicht mehr ich selber und ich habe keine Gefühle mehr.« Manchmal tritt die Depersonalisation mit dem »Freezing« auf. Frauen beschreiben dieses Phänomen oft in Verbindung mit einer Vergewaltigung. Sie wären nebenbei gestanden und hätten beobachtet, was mit ihrem leblosen Körper passiert. Es gibt in diesem Moment für den Patienten zwei Welten. Er nimmt eine Außenposition ein, die er als distanzierter Beobachter beschreibt. Es kommt zu einer Spaltung des Selbst (Kapfhammer, 2005, S. 138).

Depersonalisation und Derealisation sind wichtige Strategien einer Borderline-Persönlichkeit, die sie in Situationen nutzen, in denen die übliche Abwehr nicht mehr ausreicht und zu psychotischen bzw. spaltenden Abwehrmechanismen gegriffen werden muss. Die genannten Strategien scheinen oft sehr massive innere Anspannung und unaushaltbare Zustände zum Ausdruck zu bringen, für manche Autoren auch zu verstärken, und in einer nächsten Reaktion in selbstverletzendes Verhalten zu münden (Spitzer et al., 2011, S. 445; Rohde-Dachser, 1996, 1999; Rohde-Dachser, 2004a, S. 37).

2.2.10 Veränderung des Körperschemas

Es kommt zur Differenz zwischen der inneren Körperimago und dem äußeren Körperbild. Viele Patienten erleben sich als hässlich und damit als nicht liebenswert. Je präpsychotischer die Symptome werden, desto stärker wird die Empfindung der Patienten, dass bestimmte Körperteile nicht mehr zu ihnen gehören. Sie beschreiben auch manchmal, dass sie bestimmte Körperteile größer erleben, als sie tatsächlich sind. Diese Körpersensationen lösen in Patienten oft Ängste aus. Häufig haben sie die Vorstellung, »verrückt« zu werden. Im Gegensatz dazu finden wir eine ganz andere Deutung des Körperschemas bei der Komorbidität zur Essstörung, bei der es bereits von einer passiven zur aktiven Umwandlung kommt und der Körper zur Bühne von nicht-sprachlichen Symbolisierungen wird (Herpertz-Dahlmann & Bühren, 2011, S. 249; Rohde-Dachser, 1996, 1999; Rohde-Dachser, 2000, S. 49; Hübner, 2004, S. 109; Trautmann-Voigt & Voigt, 2011, S. 811).

2.2.11 Depression

Viele Patienten schildern eine depressive Symptomatik, die von klinischer Relevanz ist. Der Depressionsbegriff und seine Junktimierung mit einer Borderline-

Störung wird bei Durchsicht der Literatur immer unklarer (Lammers & Jacob, 2011, S. 451). Um eine diagnostische Verwirrung zu vermeiden, schlägt Dulz vor, den Begriff der Depression durch jenen der Pseudodepression oder Depressivität zu ersetzen, da es sich bei Borderline-Patienten eher um eine innere Leere und somit um einen objektlosen Zustand handelt, im Gegensatz zur neurotischen Depression, bei der im Zentrum der Psychodynamik immer eine Objektbeziehung steht. Die genannte innere Leere wird auf frühere Bindungsstörungen zurückgeführt (Dulz, 2011, S. 332; Lammers & Jacob, 2011, S. 451).

Wenn Patienten depressive Symptome schildern, scheint es immer eine Wut im Hintergrund zu geben, die als Affekt unter der Leere sichtbar wird und nur über die Problematik der Bindung in der Übertragung und Gegenübertragung zum Vorschein kommt. Diese Wut kann eben nicht auf der sprachlichen Ebene diagnostiziert werden. Auf der kommunikativen Ebene lässt sie sich nur durch das innere weitere Ausformulieren der Sätze des Patienten erkennen. Hier sehen wir bereits das Phänomen der Projektiven Identifizierung. Es fällt einem Gegenüber schwer, sich angesichts dieser Wut im Gespräch nicht zurückzuziehen. Einerseits richten die Borderline-Patienten ihre Wut nach außen, andererseits klagen sie sich gleichzeitig selbst für ihr erlittenes Schicksal an. Im Gespräch werden wir bereits einbezogen in die Entscheidung zwischen dem guten Retter, der auf der Seite des Patienten steht, oder dem Verfolger, der das nicht tut. Wir haben in diesem Moment keine andere Identifikationsmöglichkeit. Wenn der Patient seine Klagen gegen die Gesellschaft mit viel Aggression verbindet, wird die Verführung dazu, sich in der Position des Retters wiederzufinden, bereits gut vorbereitet. Es ist nun sehr schwierig, sich mit der dem Patienten Eigenverantwortung übertragenden Rolle des Behandlers zu identifizieren. Ogden unterteilt hier in eine konkordante und eine komplementäre Gegenübertragungsreaktion, die der Therapeut erlebt (Rohde-Dachser, 1996, 1999; Rohde-Dachser, 2000, S. 50; Rohde-Dachser, 2010, S. 863f.; O. F. Kernberg, 1997, S. 186; O. F. Kernberg, 2013, S. 382).

Viele Diagnostiker bleiben nun auf der deskriptiven Ebene stehen, verschieben die Wut des Patienten auf die gesellschaftlichen und familiären Faktoren und behandeln den Patienten wegen seiner depressiven Symptome.

Die Patienten pendeln permanent zwischen Innen- und Außengrenzen. Sie vermitteln in ihren Schilderungen ein sehr ambivalentes Bild von ihren Empfindungen und lösen im Behandler Verwirrung aus (Rohde-Dachser, 2000, S. 50; Rohde-Dachser, 2004a, S. 226). Man kann hier die Durchlässigkeit der Innen- und Außengrenzen erkennen. Viele der Patienten werden im klinischen Alltag mit Antidepressiva behandelt. Ich bezweifle, dass diese medikamentöse Behandlung für die Patienten hilfreich ist. Vermutlich kann die Gabe von Antidepressiva die Grenzen der Ich-Stabilität zur Psychose gefährden.

Otto F. Kernberg unterscheidet noch eine weitere Facette in der Übertragung zum Therapeuten, nämlich die der schizoiden Depression. Unter diese subsumiert er das von vielen Patienten geäußerte Phänomen von innerer Leere, ihre Unmöglichkeit zur Bildung von Beziehungen und ihr Gefühl der Sinnlosigkeit des Lebens. In der Begegnung spürt man als Therapeut dieselbe Entfremdung gegenüber den Patienten, die diese eben noch geschildert haben (O. F. Kernberg, 1983, S. 247f.).

2.2.12 Polimorph-perverse Sexualität, Paraphilie (DSM-IV-R) und Störung der Sexualpräferenz (ICD-10)

Im klinischen Bereich wird über die Sexualität der Patienten eher selten diskutiert. Sie findet nur bei sexuellen Traumatisierungen Erwähnung. Es gibt kaum Studien über das sexuelle Erleben von Menschen mit einer Borderline-Struktur.

Es handelt sich bei diesen weniger um Funktionsstörungen, wie in der Perversion beschrieben, als vielmehr um die Frage ihres Umgangs mit dem Sexualobjekt. Patienten mit einer Borderline-Persönlichkeitsorganisation und einer narzisstischen Persönlichkeitsstruktur können keine Gefühle von Abhängigkeit entwickeln. Dadurch bleiben ihnen Erfahrungen von tiefen Liebesbeziehungen verwehrt (Clarkin et al., 2005, S. 208). Perversion bezeichnet in der Regel eine Form der Sexualität, die meist nicht reibungslos funktioniert und mit bewussten oder unbewussten Fantasien von Feindseligkeit gekoppelt ist (Berner, 2011, S. 26). O. F. Kernberg setzt Perversion und Paraphilie gleich und sieht darin eine konstante, zwanghafte regressive Fixierung auf eine bestimmte Form der polymorph-perversen Sexualität (O. F. Kernberg, 2009, S. 171).

Clarkin und Kollegen sehen im unterschiedlichen sexuellen Verhalten und in den sexuellen Präferenzen eine Anpassungsleistung und unterteilen die Borderline-Persönlichkeitsorganisation in vier Punkte (Clarkin et al., 2005, S. 208):

- Borderline-Persönlichkeitsorganisation auf hohem Niveau: Fähigkeit zu sexueller Erregung und sexuellem Verlangen; fragile idealistische Beziehung zu Teilobjekten
- Borderline-Persönlichkeitsorganisation mit narzisstischer Persönlichkeit: Fähigkeit zu sexueller Erregung und Orgasmus; breites Spektrum infantiler Züge; keine Fähigkeit zu tiefen Gefühlsbindungen an das Liebesobjekt
- Borderline-Persönlichkeitsorganisation mit Aggression: Gefährliche Sexualpraktiken; polymorph-perverse Sexualität

- Borderline-Persönlichkeitsorganisation auf niedrigem Niveau: Fehlen sinnlicher Lust; keine Lust an Masturbation; kein sexuelles Verlangen gegenüber irgendeinem Objekt; keine Fähigkeit zu sexueller Erregung

Auf der Übertragungsebene besteht die Tendenz, auch hier den Therapeuten bzw. das Stationspersonal als befriedigende, aber auch versagende Sexualobjekte zu gewinnen, eben im Sinne einer Beziehungsgestaltung auf unterschiedlichem Borderline-Niveau, wobei bei dieser Definition auch der eigene Körper als Sexualobjekt mit einbezogen werden muss. Es stellt sich hier die Überlegung, inwieweit es durch eine Zersplitterung des Selbst zu einer Abspaltung der Sexualität bzw. Fremdheit der eigenen Sexualorgane kommt.

Ein Patient hat zum Beispiel das Verlangen, sich hintereinander auf verschiedene Weise homo- und heterosexuell zu befriedigen. Eine Patientin berichtete davon, dass sie während des Eindringens des Penis in ihre Scheide plötzlich von Ekelgefühlen gegenüber dem Mann befallen wurde und sie große Sehnsucht nach homosexueller Betätigung bekam. Sie würde ihrer Aussage nach viel lieber mit einer Frau Sex haben, obwohl sie bis zu diesem Zeitpunkt große Befriedigung an der Verführung des Mannes hatte und auch daran, mit ihm Sex zu haben. Hier sehen wir bereits die Verknüpfung mit massiven aggressiven Impulsen (Rohde-Dachser. 2000, S. 46).

Eine Patientin fantasierte, dass sie meinen Penis besitzt und sich mit diesem befriedigen würde. Sie zerstückelte mich in ihrer Vorstellung und nahm sich von mir im Moment den Teil, den sie zur Befriedigung benötigte, ohne mich als Objekt für eine Beziehung zu brauchen. Als die Therapie durch einen Urlaub von mir unterbrochen wurde, fuhr die Patientin ebenfalls in Urlaub. Nach einem Konflikt mit einer Freundin rannte sie mit dem Küchenmesser in den Keller und führte sich das Messer in die Scheide ein, so als wäre es mein Penis. Hier haben wir eine Verknüpfung zwischen gefährlicher Sexualpraktik, selbstverletzendem Verhalten und der Unfähigkeit, ein Objekt in seiner Ganzheit entstehen zu lassen (Moldzio & Richter-Appelt, 2009, S. 176).

2.2.13 Hypervigilanz: Neigung zu sensitiver Verarbeitung oder übertriebenem Argwohn

Borderline-Patienten haben immer wieder das Gefühl, dass andere Menschen ihnen Übles wollen. Sie leiden unter einer Hypersensitivität und neigen dazu, Mimik und Gestik im interpersonellen Raum negativ und verfolgend zu interpretieren. Diese Interpretation führt wiederum zu negativen und bedrohlichen Affekten, auf die in der Folge mit Angst reagiert wird (Yeomans & Diamond, 2011, S. 547). Die Angst wird nach außen auf eine verfolgende Situation verlagert. Mithilfe der Projektiven Identifizierung werden die Menschen in der Umgebung zu realen Verfolgern. Der Patient bekommt dadurch wieder die Bestätigung seines Argwohns gegenüber der Umwelt. Dieser Argwohn wird natürlich auch in der Therapie dem Therapeuten entgegengebracht. Um dieser beziehungszerstörenden Angst auszuweichen, wird eine Teilobjektbeziehung zum Therapeuten aufgebaut, der nunmehr als Partner gegen die »böse Umwelt« gesehen werden kann. Auf der nicht-sprachlichen Ebene hat der Therapeut die Möglichkeit, sich zur »bösen Umwelt« zählen zu lassen und verfolgt zu werden (Klein, 1983, S. 157).

Die oben beschriebene Fehlinterpretation beruht nach Fonagy und Bateman auf einer Unmöglichkeit der Patienten, bei interpersonalem Stress eine mentalisierende Haltung einnehmen zu können (Fonagy & Bateman, 2008, S. 334). In der Therapiesituation lassen sie einerseits eine hohe Sensibilität erkennen, mit der sie jedes ambivalente Gefühl, das im Therapeuten vorherrscht, erspüren, während sie andererseits auch eine verzerrte Wahrnehmung gegenüber den Intentionen des Therapeuten entwickeln können (Gabbard, 2011, S. 126).

2.2.14 Neigung zu optischen »Pseudo«-Halluzinationen

Die »Pseudo«-Halluzinationen bilden einen fließenden Übergang zu den Halluzinationen und kommen sehr häufig in der Einschlafphase als bildhafte Erlebnisse vor. Beim Absinken der Vigilanz kommt es zu Vorstellungen, die nicht von äußeren Erlebnissen hervorgerufen werden. Der Trugcharakter wir immer erkannt (Scharfetter, 1985, S. 161). Die Bilder sind nicht willentlich erzeugbar und grenzen sich durch Klarheit und Konstanz vom illusionären Verkennen ab (Brosch, 2000, S. 269). Zanarini, Gunderson und Frankenburg konnten belegen, dass Pseudo-Halluzinationen bei 26% der Borderline-Patienten (andere Persönlichkeitsstörungen 1,8%, Schizophrenie 0%, Gesunde 0%) auftreten (Dulz, 2011, S. 333).

Dulz betrachtet diese optischen Halluzinationen als den symbolhaften Ausdruck erlittener Traumata (Dulz & Schneider, 1996, S. 25). Er differenziert hinsichtlich des halluzinatorischen Inhaltes zwischen sexuellem Missbrauch und körperlicher Misshandlung. Bei sexuellem Missbrauch sind die Pseudo-Halluzinationen primär von autoaggressiven Inhalten geprägt und damit von masochistischem Charakter. Bei körperlicher Misshandlung werden die Inhalte der Vorstellungen gegen andere gerichtet. Sadistische Inhalte und Fremdaggression stehen im Vordergrund der inneren Vorstellungswelt der Patienten (Dulz, 2001a, S. 71). Pseudo-Halluzinationen sind im Gegensatz zu Halluzinationen eine »Stressantwort« auf belastende Situationen (Sack et al., 2011, S. 205f.). Wenn es in Therapien zu Retraumatisierungen und in der Folge zum Auftreten von Pseudo-Halluzinationen kommt, wird auch die Gabe von Psychopharmaka empfohlen (Dulz & Ramb, 2011, S. 602).

2.2.15 Magisches Denken

Magisches Denken ist überproportional bei Borderline-Patienten vertreten, im Gegensatz zu seiner Verbindung mit anderen Persönlichkeitsstörungen. Zanarini, Gunderson und Frankenburg konnten in einer Studie nachweisen, dass magisches Denken bei 34% der Borderline-Patienten (andere Persönlichkeitsstörungen 9,1%, Schizophrenie 9,4%, Gesunde 0%) nachweisbar ist (Dulz, 2011, S. 333). Wir sehen diese Vorstellung oft bei den »Heilserwartungen« gegenüber der Therapie, wobei diese magischen Erwartungen sehr schnell in Entwertung kippen können (Rohde-Dachser, 2000, S. 64). Borderline-Patienten können oft sehr schwer über ihre »Gespensterängste« sprechen, da ihnen bewusst ist, dass diese Fantasien einer vergangenen kindlichen Weltvorstellung angehören sollten. Dies führt im Klinikbetrieb immer wieder zu Missverständnissen mit dem diensthabenden Personal. Die Patienten möchten die Zimmerbeleuchtung in der Nacht wegen ihrer Ängste nicht ausschalten. Da sich in Versorgungskliniken meist Mehrbettzimmer befinden, kommt es zu massiven Konflikten mit dem Pflegepersonal.

Die genannten Ängste sind auch ein Zeichen dafür, dass reifere Abwehrmechanismen auf einem neurotischen Niveau nicht zur Verfügung stehen. Die Spaltung steht im Zentrum der Angstabwehr. Die Form der Verarbeitung zeigt einen frühkindlichen bzw. »primitiven« Mechanismus der Angstbindung bzw. Abwehr, der ich-dyston ist. Die unbewussten Inhalte müssen abgewehrt werden, können aber durch die psychische Unreife der Abwehrmechanismen nicht verdrängt und müssen dadurch auf äußere Vorstellungen projiziert werden, die aber auf der kognitiven Ebene als »unsinnig« erscheinen.

Wir finden dieselben Phänomene bei kleinen Kindern, die die Mutter auffordern, das Licht im Kinderzimmer nicht abzudrehen. Es gibt in ihnen häufig die Angst, dass sich noch etwas Gefährliches im Raum befinden könnte. Manchmal ist es die Vorstellung, ein böser Mann wäre im Zimmer oder ein Gespenst stehe in der Ecke. Ähnliche Vorstellungen beobachten wir auch im Geriatrischen Bereich bei sehr regressiven/dementen Patienten, wo die Bedrohung meist sexueller Natur ist. Im Entwicklungskonzept des Mentalisierungsmodels von Fonagy und Target befindet sich das Kind in einem Äquivalenz-Modus und erlebt die innerpsychischen Vorstellungen als äußere Realität. Es kann zwischen seinem inneren und äußeren Erleben noch keine klare Grenze ziehen. Gedanken und Realität verwischen zu einer Vorstellungswelt (Fonagy & Target, 2011, S. 370). Bei der Interpretation der kindlichen Gespensterängste geht das Kind in den Als-ob-Modus und kann damit eine Haltung von »es sieht so aus, als ob dort jemand stehen würde« einnehmen (Fonagy et al., 2008, S. 258f.).

2.2.16 Körperliche Selbstverletzungen

Diese werden im klinischen Bereich oft zum wichtigsten diagnostischen Kriterium, da sie sehr augenscheinlich sind. Scharfetter definiert die Automutilation (Selbstschädigung) als eine selbst zugefügte, eigenaktive, direkte, konkrete, zielgerichtete, funktional motivierte (bewusst oder unbewusst) oder als Automatismus ablaufende Beschädigung und Deformation des eigenen Körpers, welche kulturell nicht akzeptiert und die nicht direkt lebensbedrohlich ist (Scharfetter, 1995, S. 109; Scharfetter, 2010, S. 230). Wobei ich nicht ausschließen möchte, dass es auch hier zu Todesfällen im Sinne eines »Unfalls« kommen kann, wenn zum Beispiel der Patient verblutet, da er zu spät behandelt wurde. Suizidversuche können sich auch mit selbstschädigendem Verhalten überschneiden. Die Selbstschädigung aber erfolgt ohne den Wunsch sterben zu wollen, andernfalls sprechen wir von einem Suizidversuch. Selbstverletzungen können unter Umständen als Suizidprophylaxe betrachtet werden (Bronisch, 2011, S. 407).

Favazza und Conterio (1989) befragten 240 Frauen zu ihrer Art der Selbstverletzung. Die häufigste Form der Selbstverletzung besteht im Schneiden (72%), gefolgt vom Verbrennen (35%), dann kommt Sich-selbst-Schlagen (30%), Verhindern der Wundheilung (22%), Haareausreißen (10%). Diese Angaben stimmen mit meinen Erfahrungen im klinischen Bereich überein. Meist werden spitze Gegenstände wie Rasierklingen, Scheren etc. verwendet, um sich Hautverletzungen zuzufügen. Der Schweregrad der Verletzung ist im Gegensatz zur gewählten Art sehr variabel. Das Brennen erfolgt meistens mit Zigaretten, die an den Unterarmen ausgedrückt werden.

Es gibt dieses Symptom natürlich bei den verschiedensten Erkrankungen, wobei bei Psychosen nicht die Selbstverletzung im Vordergrund steht, sondern es zu massiven Verstümmelungen kommt (Scharfetter, 1985, S. 109f.). Eine 20-jährige Patientin versuchte sich vor dem Spiegel ihr linkes Auge herauszuoperieren, da sie davon überzeugt war, dass sich dahinter ein eingebauter Sender befinde. Ein anderer schnitt sich seinen linken Hoden ab, um einer Vorstellung von innerer Verdammnis zu entgehen.

Auf der anderen Seite finden wir natürlich selbstverletzendes Verhalten in vielen Kulturen. Im westlichen Raum gehören dazu Tätowierung, Piercing, Ohrringe usw. Viele Jugendgruppen sehen das als Zugehörigkeitsmerkmal. Die Interpretation von selbstverletzendem Verhalten unterliegt einer örtlichen/kulturellen und zeitlichen Achse (Sachsse, 2001, S. 349f.; Calliess et al., 2011, S. 232).

Die meisten Patienten berichten, dass dem selbstverletzenden Verhalten eine massive innere Leere voranging. Des Öfteren können wir auch belastende Situation erkennen, die sich vorher abgespielt haben. Die innere Leere scheint in gefühlsbetonten Momenten aufzubrechen, zusammen mit einer massiven Angst davor, von tödlichen Gefühlen überflutet zu werden. Nach der Selbstverletzung setzt immer eine Entspannung ein. Darüber hinaus berichten die Patienten auch, dass sie etwas »Böses« aus sich herauslassen mussten. Dieses Böse wäre in diesem Moment etwas sehr Fremdes, das aus dem eigenen Körper entfernt werden muss, indem es zum Beispiel als Blut über die Unterarme auf den Boden fließt, wie viele Patienten beschreiben (Bateman & Fonagy, 2008, S. 165).

Ulrich Sachsse (2001, S. 360ff.) bietet im Handbuch der Borderline-Störungen mehrere Erklärungsmodelle an:

- Selbstverletzendes Verhalten als globales Druckventil und Tranquilizer
- Selbstverletzendes Verhalten als Antidepressivum und Antidysphorikum
- Selbstverletzendes Verhalten als fokaler Suizid und Suizidprophylaxe
- Selbstverletzendes Verhalten als Autoaggression und Selbstbestrafung
- Selbstverletzendes Verhalten als narzisstisches Regulans und Anteil der eigenen Identität. Otto F. Kernberg (1985, S. 148; 2006, S. 717) verweist hier auf Patienten, die durch Verletzungen, die sie sich selbst zufügen, eine Allmachtsfantasie erleben. Sie entwickeln eine »Selbstdestruktion als Ich-Ideal«. Meine Erfahrungen können diese Vorstellung nur herausstreichen. Speziell im Umgang mit Suchtsubstanzen schildern die Patienten ihre Substanzeneinnahme und die damit verbundene Menge auf der Wortebene als etwas Verdammenswertes, im mimischen Gesichtsausdruck dagegen spiegelt sich etwas Heldenhaftes wider. Diese Widersprüchlichkeit des Patienten löst immer eine Irritation im Therapeuten aus und bedarf einer genauen Analyse in der Therapie. Es scheint ein Gefühl von »Befriedi-

gung« darin erlebt zu werden, nicht von anderen in der »Befriedigung« abhängig zu sein, was in einen lustvollen destruktiven Akt münden kann. Eine Form von narzisstischer Selbstbefriedigung, die therapeutisch nur schwer zu behandeln ist.

- Selbstverletzendes Verhalten als neurotische Kompromissbildung: Aufmerksamkeit auf die Verletzung lenken und damit die wahre Traumatisierung verbergen, die eben nach oben drängt
- Selbstverletzendes Verhalten als Antidissoziativum: Hier geht es um den Versuch, Gefühlen von Depersonalisation und Derealisation entgegenzuwirken.
- Selbstverletzendes Verhalten als Mittel gegen Impulskontrollverlust und Hyperarousal

Als weitere bedeutende Unterteilung erwähnt Sachsse (2001, S. 363) auch die interpersonelle Funktion der Selbstverletzung:

- Selbstverletzendes Verhalten als averbaler Appell
- Selbstverletzendes Verhalten als Möglichkeit, das intrapsychische Dilemma mittels Projektiver Identifizierung interpersonell zu inszenieren
- Selbstverletzendes Verhalten als Flucht vor sozialer Überforderung. Zum Beispiel Schneiden am Arm, Brennen mit Zigaretten ... Mit diesen Schnitten will sich der Patient lebendig fühlen, sich selbst bestrafen, einen Innenreiz abwehren usw.

2.2.17 Psychotische Episoden

Diese treten auf, wenn es zu einem Zusammenbruch der übrigen Abwehrmechanismen kommt, hervorgerufen durch ein Überschwemmtwerden von Ängsten. Bei für den Patienten bedrohlichen Situationen kann es zu einem Versagen der üblichen Angstbindungsmechanismen kommen, was gegenbenenfalls zu einer Mini- oder Mikropsychose führt.

Christa Rohde-Dachser zitiert die Punkte von Gunderson zur Diagnostizierung und Abgrenzung von der Psychose (Rohde-Dachser, 2000, S. 51; Rohde-Dachser, 2004a, S. 43):

1. Auslösung durch äußere Stressbedingungen
2. Reversibilität
3. Flüchtigkeit
4. Ich-Dystonizität
5. Mangelnde Systematisierung

Diese Minipsychose dauert einige Stunden bis maximal zwei Tage. Wenn der Konflikt zurückgeht, ist danach die Reversibilität/Überstiegsfähigkeit wieder voll gegeben. Als Auslöser gelten äußere Stressbedingungen und eine mangelnde Systematisierung (Wahnsystem). Es treten paranoide Symptome mit magischem Denken, Hypersensitivität und Beziehungsideen auf (Bateman & Fonagy, 2004, S. 33).

In der psychotherapeutischen Situation erleben wir oft das Auftreten einer Minipsychose. Wenn ein zentraler Konflikt in den Fokus der Behandlung kommt, können dadurch psychotische Symptome auftreten. Wenn wir es schaffen, den Konflikt durch gezielte Interventionen zu entschärfen, so klingen diese Symptome ab (Hawellek & Mair, 2002, S. 218).

2.3 Zusammenfassung und Ausblick

Durch das Auftreten der genannten Symptome wird die Aufmerksamkeit des Klinikers auf die Charakterzüge des Patienten gelegt. Die Bedeutung liegt in der Kombination der Symptome und der damit verbundenen Ich-Schwäche (O. F. Kernberg, 2013, S. 25).

Nach Kernberg (1978, S. 25) müssen mindestens drei Symptome diagnostiziert werden, um den Verdacht einer Borderline-Erkrankung aussprechen zu können. Ausschlaggebend für die Diagnose sind nicht die deskriptiven Symptome, sondern die dahinter liegenden Strukturkriterien (Leichsenring, 2003, S. 22).

Alle Symptome deuten auf eine Ich-Störung hin. Diese Ich-Störung kann man unter anderem auch durch eine charakteristische *Abwehrschwäche* beschreiben und parallel dazu durch eine bestimmte Form der *Objektbeziehung*, bei der die Abwehrfunktion der Spaltung im Vordergrund steht.

3. Abwehrfunktionen

Abwehrmechanismen sind psychische Vorgänge, die primär einen Ausdruck von Konfliktregelung für das Ich darstellen.

Anna Freud hat 1936 ihr Werk *Das Ich und die Abwehrmechanismen* veröffentlicht, in dem sie begonnen hat, eine Systematik für diese Phänomene zu erstellen. Bei genauer Betrachtung entschwinden uns die Abwehrmechanismen und sie verschmelzen miteinander. »Wenn Sie sie betrachten, dürfen Sie Ihre Brille nicht aufsetzen, sondern Sie müssen sie abnehmen« (A. Freud, 1991, S. 1107). Paulina Kernberg (1992, S. 14; 2001, S. 70–80) definiert folgende Borderline-Abwehrmechanismen: Verleugnung, Spaltung, Projektive Identifikation, primitive Idealisierung, primitive Abwertung, omnipotente Kontrolle und Identifikation mit dem Aggressor.

A. Freud wendet den Begriff der Abwehrmechanismen auf die gesamte Interaktion von inneren und äußeren Mechanismen an. Wir unterscheiden vier Gruppen von Abwehrmechanismen: normale, neurotische, borderline und psychotische Abwehrmechanismen (P. Kernberg, 2001, S. 70). Speziell die beiden letztgenannten werden unter unreife Abwehrmechanismen subsumiert und Frühstörungen zugerechnet. Der Hauptabwehrmechanismus einer neurotischen Ich-Struktur ist die Verdrängung. Diese kann erst auf einer vorhandenen Struktur aufsetzen. »Wenn das Haus noch nicht gebaut ist, kann man niemanden hinauswerfen« (A. Freud, 1991, S. 1114). »Und auch keinen im Keller einschließen« (Sandler, 1991, S. 1114). Die Grundproblematik der Ich-Störung liegt in der Unmöglichkeit, ein stabiles Haus zu bauen, oder in der Unfähigkeit, reife Abwehrmechanismen zu bilden (Rohde-Dachser, 2000, S. 73).

Ich möchte folgende Abwehrmechanismen diskutieren, die in Bezug auf die Borderliner-Kommunikation von besonderer Bedeutung sind (Rohde-Dachser, 1996, 1999):

- Spaltung
- Projektion
- Projektive Identifizierung
- Verleugnung
- Omnipotenzfantasien
- Verdecken
- Externalisierung
- Ich-Regression

3.1 Spaltung

Spaltung gilt als der vorrangigste Abwehrmechanismus bei den Borderline-Erkrankungen, dem sich die anderen Abwehrmechanismen unterordnen (Rohde-Dachser, 2000, S. 79; Rohde-Dachser, 2004a, S. 68; O. F. Kernberg, 2013, S. 33; O. F. Kernberg, 2005, S. 15; O. F. Kernberg, 1993, S. 18; Leichsenring, 2003, S. 24; Lohmer, 2002, S. 6; Springer-Kremser & Schuster, 1997, S. 61; Schneider-Heine & Lohmer, 2011, S. 560; Blass, 2013, S. 108).

In *Bausteine der Psychoanalyse* definieren Marianne Springer-Kremser und Peter Schuster (1997, S. 61) Spaltung wie folgt:

> »Psychischer Vorgang, der auch zu Abwehrzwecken Verwendung findet, durch den Selbst- und Objektrepräsentanzen, die durch spezifische Affektdispositionen miteinander verknüpft sind, von anderen Selbst- und Objektrepräsentanzen, die durch konträre Affektdispositionen miteinander verbunden sind, getrennt gehalten werden. Die daraus resultierenden Vorstellungen von einem selbst und anderen erinnern stark an die Schwarz-Weiß-Malerei der Märchen. Beziehungen werden erlebt als Beziehungen, die von entweder nur positiven oder nur negativen Gefühlsqualitäten beherrscht werden. Menschen sind entweder gut oder böse und werden oft nur in einzelnen Aspekten wahrgenommen (Teilobjektbeziehungen). Der Spaltung wird oft eine ebenso große Bedeutung zugemessen wie der Verdrängung. Wird die Spaltung als zentraler Organisationskern von Abwehrstrukturen nicht durch die Fähigkeit zur Verdrängung ersetzt, hat dies eine schwere Persönlichkeitsstörung zur Folge: Spaltung allein genügt den Abwehrzwecken meist nicht.«

Jürgen Kind (2001, S. 40f.) stellt die Frage, ob die Spaltung ein Vorgang oder ein Ergebnis ist. Er verweist auf Freud, der sie nicht als aktiven Vorgang darstellt, sondern sie als Ergebnis eines Vorgangs aus dem Zusammenwirken von verschiedenen

Abwehrmechanismen betrachtet. Jürgen Kind vertritt die Ansicht, dass wir die Spaltung neu definieren und sie eher als Ergebnis von unterschiedlichen Abwehrmechanismen betrachten sollten – wie Verleugnung, Projektion, Entwertung, Introjektion, Idealisierung, Projektive Identifizierung, Omnipotenzfantasien usw. Er sieht es als eine hohe Leistung des Ich, wenn dieses mithilfe der genannten Abwehrmechanismen das Phänomen der Spaltung erzeugen kann. Mit dieser Überlegung stellt Kind das Konzept des primitiven Ich in dieser Entwicklungsform infrage. Im Zusammenhang mit einer Borderline-Störung plädiert er für eine neue Deutung des Spaltungsbegriffes und für eine neue Betrachtung der anderen Abwehrmechanismen. Damit stellt Kind auch die Spaltung als Entwicklungsstufe infrage.

Ich finde Kinds Überlegungen nicht unbedeutend; sie sollten zu einer Neubewertung und Weiterentwicklung verschiedener Abwehrmechanismen, die mit der Borderline-Erkrankung verbunden werden, führen. Derzeit scheint mir die Überwertigkeit der Spaltung in diesem Krankheitsbild zu einer Einengung der Überlegungen zu führen.

Die Positionen von Christa Rohde-Dachser und Paulina Kernberg lassen sich wie folgt zusammenfassen:

Wenn man sich neben dem klassischen psychischen Apparat ein anderes Modell vorstellt, welches in den Bereich der Objektbeziehungstheorie (Objekte = Umgang mit anderen Menschen) gehört, dann findet man eine Spaltung, die dazu führt, dass etwas als gut oder böse wahrgenommen wird und es keine Zwischentöne bzw. Graustufen gibt.

Kleine Kinder verwenden diesen Mechanismus zur Interaktion mit ihrer Umwelt. Wenn es sich um einen Entwicklungsschritt handelt, so müssen wir die Spaltung als Kommunikationsstil betrachten, so wie Ogden (1988) ihn in der Projektiven Identifizierung sieht. Kinder müssen verschiedene Erfahrungen, die für sie in einer gewissen Entwicklungsstufe unmöglich sind, zu einem integrativen Ich-Bestandteil machen, indem sie spalten. Rohde-Dachser und P. Kernberg betrachten dies als normalen Entwicklungsschritt in der Kindheit.

Viele Filme scheinen solche Spaltungsvorgänge zu bedienen, indem sie Figuren mit bösen und guten Attributen belegen und somit eine Identifikation mit den »guten« Figuren im Film hervorrufen. Die narzisstische Bestätigung des Selbst liegt in der ständigen Zufütterung von außen. Wir suchen unser Defizit über unsere Omnipotenzgefühle in der Identifikation mit den Filmhelden zu befriedigen.

Paulina Kernberg (1992, S. 14) verwendete den nachstehenden Satz: »Das Erlebnis wird in der Mitte geteilt; es existiert neben dem ›Ich‹, ist jedoch von diesem gelöst.« Pointiert lässt sich dies wie folgt zusammenfassen: Spaltung heißt immer, dass man das Gute vom Schlechten trennt.

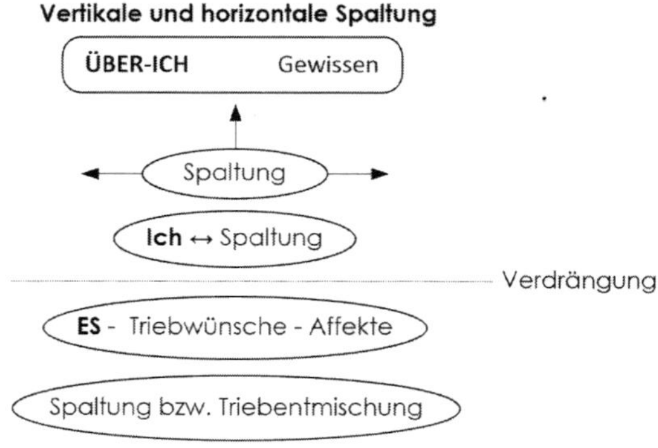

Abb. 2: Eigene Darstellung

Das abgebildete Modell veranschaulicht, warum es einen leichteren Zugang zu den unbewussten Inhalten bei Borderline-Patienten gibt. Die vertikale Spaltung hebt im Über-Ich die Möglichkeit auf, zwischen Beschämung und Größenfantasien einen Kompromiss zu schließen. Es bleiben drei voneinander gespaltene Bereiche. Die Welt wird in zwei widersprüchliche Erlebenshorizonte geteilt. Es wird ein drittes narzisstisches Universum geschaffen, das von der Realitätsprüfung fern gehalten werden muss (Rohde-Dachser, 2004b, S. 39).

Beispiel: Wenn ich einen aggressiven Impuls verspüre und dieser auf meine Über-Ich-Instanz trifft, so kann ich einen Kompromiss schließen oder den Impuls vom Über-Ich abspalten bzw. fernhalten. Der Affekt unterliegt dabei nicht einer Über-Ich-Kontrolle und das Ich kann dadurch nur sehr schwer einen Kompromiss bilden. Auf der Symptomebene erleben wir dies als einen Impulsdurchbruch, als eine Affektive Störung. Der Patient erlebt dies nicht als eine Abspaltung vom Ich, sondern als eine Abtrennung vom Über-Ich bzw. leidet er danach unter vermindertem Selbstwert und unter Schuldgefühlen. Eine Möglichkeit wäre, die Mutter als ganz gut und den Vater als ganz böse zu betrachten oder umgekehrt. Das kommt in dieser Form sehr selten vor. Meist betrifft es eine Person, deren Anteile gespalten werden müssen (Mutter oder Vater).

Beispiel aus dem klinischen Alltag: Auf der Abteilung erleben wir diese Spaltung als Form der Übertragung, die sich direkt auf das Personal richtet. Einzelne Personen werden vom Patienten dazu »benutzt«, seine innerpsychischen Instanzen interpersonell (Projektive Identifizierung) auszuagieren. Um seinen innerpsychischen Druck oder seine innerpsychische Welt aufrechtzuerhalten, inszeniert der Patient auf einer äußeren Bühne. Das heißt: Eine intrapsychische Abwehr wäre zum Beispiel eine psychosomatische Reaktion. Hier wird der eigene Körper als Bühne gebraucht und der Körper als das Symptom, wobei wir hier im Hintergrund, speziell bei den Essstörungen, sehr oft eine Borderline-Organisation finden. Für den Borderline-Patienten sind seine Beziehungen die Bühne und das daraus resultierende Beziehungsgeflecht ist sein Symptom.

Er betrachtet die Personen um ihn herum nach dem Prinzip von Gut und Böse. Es gibt auf der Abteilung eine gute Schwester, eine gute Ärztin oder einen guten Therapeuten usw. Auf der anderen Seite steht natürlich eine sehr abgewertete Person. In dieser Inszenierung gibt es entsprechend immer auch den bösen Pfleger oder die böse Schwester.

Auf allgemeinen psychiatrischen Abteilungen kommt es durch diese Spaltung zu großen Konflikten innerhalb des Personals. Der Patient reduziert seinen innerpsychischen Leidensdruck, indem er seinen Konflikt von anderen leben lässt, bis auch diese Inszenierung eine innerpsychische Gefahr darstellt. Zum Beispiel weil jede »liebevolle« Zuwendung von einer »guten« Schwester die Sehnsucht nach einer Beziehung hervorrufen kann. Und diese Sehnsucht bedeutet eine Abhängigkeit, die der Patient in seiner narzisstischen Störung nicht aushält. Er muss die Beziehung zerstören, um nicht in diese Abhängigkeit zu geraten. Die »gute« Schwester wird zur »bösen« Schwester. Der Patient wird auf der Abteilung sein Drama wiederholen, wo er dann in der Letztinszenierung von der Station verwiesen wird – wodurch seine Abwehrmechanismen wiederum bestätigt werden, mit anderen Worten lernt er neuerlich, dass eine Beziehung unmöglich ist, weil er immer wieder verstoßen wird und er in einem narzisstischen Triumph die Abteilung verlässt.

Für den Patienten wiederholt sich eine für ihn vertraute Beziehungskonstellation. Das eigentliche Drama in Form einer dekonstruierten Weltsicht spielt sich in der Schwester ab. Sie ist fest davon überzeugt, moralisch richtig zu handeln. Sie fühlt sich vom Patienten bestraft, obwohl sie ihm ihre Zuneigung geschenkt hatte. Sie wurde von ihm aber auch mit Lob überhäuft. Die Schwester bleibt in dieser Situation mit verwirrten Gefühlen zurück. Meist ist es Scham, die es nicht ermöglicht, über diese Gefühle im Team zu sprechen oder sie zu reflektieren. Die Scham beruht auf der Angst, von der Zuwendung des Patienten »genascht« zu haben. Die Schwester hat sich über das Lob des Patienten in ihrem Selbstwertgefühl gestärkt gefühlt. Über ihre eigene Scham fühlt sie sich in dieser Beziehung nun gebunden. Um mit ihren inneren Gefühlen fertig zu werden, greift sie auf ihren Trotz zurück und beharrt auf der Feststellung, sie sei die »gute« Schwester und die Kollegen wären die Bösen, weil sie den Patienten nicht verstanden hätten. Die Schwester bleibt so in der Beziehung zum Patienten verhaftet.

Eine andere Möglichkeit der Reaktion wäre, sich schuldig zu fühlen. Sie habe dem Patienten zu wenig Zuwendung gegeben. Auch hier bleibt sie über ihre Schuldgefühle in der Beziehung zum Patienten gebunden.

Borderline-Patienten haben eine sehr hohe Empathiefähigkeit. Sie können mit einer hohen Gewissheit die Bedürfnisse des Gegenübers erfühlen. Bei einer Dienstzeit von zwölf Stunden ist es für unsere Schwester unmöglich, ihnen gegenüber in einer abstinenten Haltung zu bleiben.

Nach Christa Rohde-Dachser kann eine Spaltung auf Dauer nicht alleine aufrechterhalten werden. Es benötigt noch andere Mechanismen, um eine effektive Angstabwehr zu gewährleisten. Sämtliche Abwehrformen unterstützen die »Reinigung« des Spaltungsmechanismus. Um die nachdrängenden Triebwünsche abwehren zu können, muss der entstandene innere Konflikt nach außen gewendet werden. Daher gehört in der Regel die Projektion zur Spaltung (Schneider-Heine & Lohmer, 2011, S. 560).

3.2 Projektion

Ich schreibe einem anderen oder einem nicht-belebten Objekt in der Außenwelt meine eigenen Impulse, die auf Wünschen, Gefühlen und auf »inneren Objekten« beruhen, zu (Hoffmann, 2011, S. 382; P. Kernberg, 2000, S. 74; Springer-Kremser & Schuster, 1997, S. 59; Rohde-Dachser, 1996, 1999; Rohde-Dachser, 2004a, S. 74; Laplanche & Pontalis, 1986, S. 399f.). Wenn ich zum Beispiel einen inneren Konflikt zwischen zwei sich widerstrebenden Empfindungen spüre, so kann ich eine der beiden Empfindungen nach außen projizieren und sie dann im Außen verfolgen, was auf der Basis von einem strengen Über-Ich geschieht. Ich brauche meine »verpönten« Triebe nicht in mir selbst zu verfolgen, sondern habe die Möglichkeit, sie im anderen zu bekämpfen. Mithilfe der Projektion entgehe ich der Depression. Wenn ich meinen inneren Konflikt nicht löse, so wird meine Libido von dem Konflikt blockiert, da es sich ja um zwei widerstrebende Kräfte handelt.

Die Schwierigkeit bei der Behandlung von Menschen mit einer Borderline-Struktur besteht darin, dass sie die Projektion als solche nicht erkennen, also keine Position des Als-ob einnehmen können. Sie können zum Beispiel nicht sagen, dass sie mir gegenüber dieselben Gefühle erleben, die sie immer ihrem Vater gegenüber erlebt haben. Diese Abstraktionsfähigkeit scheint im Moment des Gefühlsimpulses verloren zu gehen. Vermutlich scheint diese Fähigkeit in der abgespaltenen Über-Ich-Funktion verankert zu sein.

Mit der Projektion wirke ich meinen Schuldgefühlen entgegen und reduziere somit mein Strafbedürfnis. Wenn der andere auch noch zornig auf meine Projektion reagiert, so schaffe ich es auch noch, meine Bestrafung nach außen zu verlagern (Masochismus, polymorph-perverse Sexualität usw.). Ich kann natürlich diese Projektionsmechanismen auch auf das Gute anwenden.

Wenn wir die Spaltung im Sinne von Rohde-Dachser und O.F. Kernberg betrachten, so ist deren konstitutives Merkmal, dass man etwas nach außen projiziert, was nicht mit dem Ich kompatibel ist, wobei in konflikthaften Situationen die Projektion in der Regel nicht so gut funktioniert, wie es bei den Neurosen der Fall ist. Wenn ich üblicherweise etwas abwehren will, das nicht in meine Selbstrepräsentanz passt, das gleichzeitig aber dem Bewusstsein so nahe ist, dass ich es auf Dauer nicht verdrängen kann, dann wäre natürlich eine Lösungsmöglichkeit, es nach außen zu projizieren. Durch die Projektion wird das Eigene auf eine andere Person übertragen und somit zu etwas Fremdem gemacht. Das Fremde wird dann im anderen verfolgt, wie wir es als Grunddynamik in der Fremdenfeindlichkeit sehen (Gruen, 2002, S. 14ff; Fonagy et al., 2004, S. 53; Allen & Fonagy, 2009, S. 163, 109).

Damit diese Projektion auch funktioniert, muss die Grenze zwischen innen und außen stabil sein, damit der projizierte Inhalt auch im Außen platziert werden kann. Wenn diese Grenze nicht stabil ist, ist das, was außen ist, noch immer so nahe, dass es sich wieder auf mich zurückzubewegen droht bzw. dass ich Angst haben muss, davon angegriffen zu werden.

Freud verwendete den Begriff der Projektion in verschiedenen Bedeutungszusammenhängen. Wichtig erscheint mir die Feststellung, die er zur »projektiven Eifersucht« trifft. Hier schreibt er: »[S]ie projizieren sozusagen nicht ins Blaue hinaus, nicht dorthin, wo sich nichts Ähnliches findet, sondern sie lassen sich von ihrer Kenntnis des Unbewußten leiten und verschieben auf das Unbewußte der Anderen die Aufmerksamkeit, die sie dem eigenen Unbewußten entziehen« (S. Freud, 1922, S. 199). Freud schreibt auch, dass das Unbewusste des Analytikers auf das Unbewusste des Patienten trifft.

Die Projektion scheint ein wichtiger Mechanismus zu sein, um das Unbewusste des Patienten verstehen zu können. Jede Deutung seitens des Analytikers ist eben auch eine Projektion auf den Patienten. Freud hat immer wieder auf den

»normalen« Charakter dieses Mechanismus verwiesen, wie er ihn im Aberglauben, in der Mythologie und im Animismus sah (Freud, 1901, S. 287f.).

Wir erlernen das Unbewusste am anderen zu verstehen, indem wir die Fähigkeit besitzen, etwas von uns hergeben resp. etwas in uns aufnehmen zu können. In einem katatonen bzw. autistischen Zustand können wir nichts hergeben, wir können in so einem Zustand vermutlich auch wenig empfangen. Wir müssen in unserer Entwicklung die Stufe der Projektion erreicht haben, um vom Gegenüber ein Containing erhalten zu können. Entsprechend müssen wir die Fähigkeit ausgebildet haben, etwas hergeben zu können, und ein Gegenüber muss im Gegenzug als Projektionsfläche zur Verfügung stehen. Ebenso aber müssen wir die Möglichkeit bieten, etwas in uns eindringen zu lassen.

Bei Menschen mit einem fragilen Ich, wie es uns in den Psychosen begegnet, erkennen wir, dass diese Fähigkeit nur mangelhaft vorhanden ist. Es finden sich immer wieder Patienten, meist mit einer diagnostizierten »chronisch paranoiden Schizophrenie«, die im Therapeuten bei der Gegenübertragung bzw. als Reaktion Schläfrigkeit entstehen lassen.

Was macht uns so müde?

Hier scheint es sich um eine Form zu handeln, bei welcher der Analytiker versucht, für das Unbewusste offen zu sein, wie eine Wachsplatte, in die sich bei Tonaufnahmen zum ersten Mal die Nadel hineinbohrt. Wenn keine Nadel kommt, kann nichts phonografiert werden. Der Mechanismus zum Lesen des Unbewussten bleibt offen, wir sind in diesem Moment nach außen gerichtet. Ohne Gegenüber wird unser Unbewusstes oder, wie Freud gesagt hat, der Mechanismus in unserem Unbewussten nicht gefordert, er läuft heiß wie eine Maschine, an der keine Kraft wirkt.

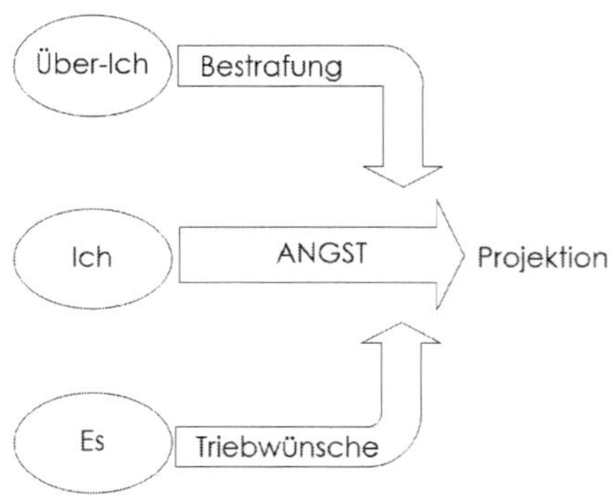

Abb. 3: Eigene Darstellung

Betrachten wir nun eine Schwester, die von einem Patienten als »böses« Projektionsfeld ausgewählt wurde. Bei einigen Begegnungen wird sie vom Patienten abgewertet. Natürlich entwickelt sie Gefühle der Wut und des Zorns gegenüber dem Patienten. Sie versucht sich von ihm so gut es geht abzugrenzen. Der Patient fordert aber immer wieder gerade von ihr Leistungen ein, die sie im Rahmen ihres Berufsbildes erbringen muss. Einfühlsame Borderline-Patienten wissen genau, wo sie Kränkungen auslösen können. Die Gefühle des Zorns überdecken die Gefühle der Hilflosigkeit in der Schwester. Sie erlebt sich gegenüber den Forderungen des Patienten als machtlos. Der Patient droht immer wieder sich zu beschweren, was er beim Oberarzt und bei seinem Therapeuten auch tut. Die Schwester beginnt den Patienten zu hassen, sofern sie die Möglichkeit hat, auf dieses Gefühl zurückgreifen zu können. Sie verbraucht nun viel seelische Energie, um ihre sadistischen Impulse nicht an die Oberfläche dringen zu lassen.

Wenn die Schwester versucht, sich ihrer sadistischen Gefühle zu erwehren und sie zum Beispiel die Einhaltung der Stationsregeln (Schlafenszeit, Frühstückszeit usw.) gerade bei diesem Patienten sehr genau kontrolliert, wird der Patient nun in seinem sexuellen Bedürfnis von der Schwester befriedigt.

Problematisch wird es für sie allerdings dann, wenn sie von den anderen Teammitgliedern in der Rolle der Bösen bestätigt und verstärkt wird. Die anderen Teammitglieder brauchen diese Schwester, da sie vor derselben Projektion des Patienten Angst haben. Die gute Ärztin projiziert ebenfalls ihre sadistischen Gefühle in unsere Schwester. Sie könnte ja den Patienten nach allen Regeln der medizinischen Kunst behandeln, wenn ihr nicht die böse Schwester dazwischenfunken würde. Die Ärztin ist in ihrer Vorstellung nur gut und braucht die Aggressionen des Patienten nicht auszuhalten. Jedenfalls scheint die Rolle unserer bösen Schwester vorgezeichnet zu sein. Sie dient als wichtiger Faktor in der Dynamik des beschriebenen Systems.

3.3 Projektive Identifizierung

Melanie Klein führte 1946 diesen Begriff ein. Sie bezeichnete damit einen interpersonellen Mechanismus, bei dem unbewusste Fantasien in ein Objekt projiziert werden und von diesem als ihm fremde Gefühle wahrgenommen werden. Klein bezieht sich vorrangig auf aggressive Gefühle, da es sich meist um sadistische Fantasien handelt, die vonseiten des Säuglings in die Mutter eindringen sollen.

Der nach außen gelagerte Teil wird dann mithilfe der Projektiven Identifizierung zum Verfolger. Melanie Klein beschreibt diesen Mechanismus in ihrer Arbeit »Bemerkungen über einige schizoide Mechanismen« folgendermaßen:

> »Zusammen mit diesen schädlichen, im Haß ausgestoßenen Exkrementen werden auch abgespaltene Teile des Ichs auf, oder – diese Formulierung erscheint mir zutreffender – in die Mutter projiziert. Diese Exkremente und bösen Selbstanteile sollen das Objekt nicht nur beschädigen, sondern es auch kontrollieren und in Besitz nehmen. Insofern nun die Mutter die bösen Selbstanteile in sich enthält, wird sie nicht als getrenntes Individuum, sondern als das böse Selbst empfunden.
>
> Ein Großteil des Hasses, der Teilen des Selbst gilt, wendet sich daraufhin gegen die Mutter. Die Folge ist eine spezifische Form der Identifizierung, die den Prototyp einer aggressiven Objektbeziehung begründet [...]. Wenn sich die Projektion vorwiegend aus dem Impuls des Säuglings herleitet, die Mutter zu verletzen oder sie zu kontrollieren, empfindet er sie als Verfolger [...].
>
> Aber nicht nur die bösen Selbstanteile werden ausgestoßen und projiziert, sondern auch gute. Exkremente nehmen dann die Bedeutung von Geschenken an« (Klein, 1992, S. 17f.).

Melanie Klein sah die Gefühle des Therapeuten nicht als Hilfestellung zum Verstehen des Patienten an, sondern betrachtete die Gegenübertragungsgefühle als die neurotischen Anteile des Analytikers. Ihre Schüler formulierten ihre Gedanken weiter aus und kamen zu einer neuen Betrachtung des Begriffs der Projektiven Identifizierung.

Das was draußen ist, der Feind, wird dann in der Projektiven Identifizierung zum realen Verfolger. Mit anderen Worten: Das Subjekt, sprich der Therapeut, verspürt in diesem Moment Gefühle, die er als nicht ich-synton erlebt. Als Patient muss ich mich vor dem Feind (Therapeuten, Ärzten, Pflegepersonen) in Sicherheit bringen, weil das, was draußen ist, nicht wirklich von mir getrennt ist, sondern mich verfolgt und versucht, wieder in mich einzudringen.

Wenn Patienten über Pflegepersonen sprechen, die sie als Verfolger erleben, so ist auffallend, wie viel Zeit sie in diese Verfolgungsfantasien investieren. Hier sind die Angst und die damit verbundene Wachsamkeit deutlich zu sehen. Diese Identifizierung kann sich auch geschlossen auf das Krankenhauspersonal beziehen, während die Mitpatienten als gut erlebt und idealisiert werden. Sie sind die Einzigen, von denen sich der Patient verstanden fühlt.

Unsere Schwester wird vom Patienten nicht nur als böse erlebt, sondern er fühlt sich von ihr verfolgt und schlecht behandelt. Er versucht ihre Kollegen von seiner Sichtweise zu überzeugen.

Im Laufe von vielen Berufsjahren frisst sich die Rolle der »bösen« Schwester in ihren Charakter. Sie wird der ihr zugedachten sadistischen Rolle gerecht, übernimmt nun bei jedem neuen Borderline-Patienten die Rolle der Bösen und entlastet damit die anderen Teammitglieder. So kann das Team über viele Jahre stabil bleiben und jeder übernimmt in diesem Drama die ihm zugedachte Rolle.

Im Rahmen der Entwicklung des Begriffs der Projektiven Identifizierung kam es zu unterschiedlichen Bedeutungsvarianten, ausgehend von Melanie Klein, die ihn noch als monadischen Begriff betrachtete. Sie sah nur die Rolle des Patienten und ließ die Rolle des Therapeuten außer Acht. Wilfred R. Bion, Donald W. Winnicott, Thomas H. Ogden, Otto F. Kernberg und andere sahen diesen Abwehrmechanismus nur im Kontext mit dem Therapeuten. Sie entwickelten ihre Theorien in einem diadischen System. Bion formulierte 1962 zum Beispiel seine Theorie vom Container (Fonagy et al., 2008, S. 198). Er unterteilte die Projektive Identifizierung in eine gesunde und eine pathologische Form. Er führte somit ein Modell der psychischen Entwicklung ein. O. F. Kernberg sieht eine große Ähnlichkeit zwischen dem Containmentkonzept und dem Konzept der Achtsamkeit, bei dem es um die Beachtung der eigenen Gefühle geht, ohne daraus eine Handlung abzuleiten (O. F. Kernberg, 2011, S. 826).

Ogden und Bion verstehen die Projektive Identifizierung als Teil der normalen kindlichen Entwicklung. Bion (1959a, 1959b) sieht die Mutter als Container, indem sie die Gefühle des Kindes aufnimmt und somit dem Kind eine Möglichkeit bietet, seine Ängste in verdauter Weise wieder reintrojizieren zu können. Die Mutter spiegelt dem Kind die Aushaltbarkeit seiner Ängste wider und gibt sie ihm »verdaut« zurück (Bauer, 2006; Rizzolatti, 2008). Wie bereits besprochen, muss das Kind also die Fähigkeit entwickeln, in die Mutter einzudringen, um diese auch als Container benutzen zu können. Wenn Mütter ebendiese Funktion nicht einnehmen können, so treffen die Gefühle der Kinder ins Leere, es kommt zu Gefühlen der Auflösung in den Kindern. Sie können kein stabiles Selbst entwickeln. Wenn es zu einem mangelhaften Containing seitens der Mutter kommt, so können wir annehmen, dass die Kinder mehr Energie in das Eindringen investieren, um auf einen »Widerstand« bzw. Differenziertheit zu treffen und somit ein stabileres Selbst entwickeln zu können.

Bion (1962) geht davon aus, dass sensorische Empfindungen vom Kind so verarbeitet werden, dass sie als verwendbare, integrative Teile im Ich vorliegen, sogenannte Alpha-Elemente, oder aber dass sie als Dinge ohne Sinn und Bedeutung vorhanden sind, sogenannte Beta-Elemente. Diese werden dann immer wieder als Projektive Identifizierung an die Umwelt abgegeben, um sie doch noch zu einem Alpha-Element umformen zu können.

Winnicott hebt in seinen Überlegungen zur Mutter-Kind-Interaktion den aggressiven Aspekt hervor. Er geht davon aus, dass das Kind die Mutter zerstören muss, um eine Autonomieentwicklung durchführen zu können. Die Mutter spiegelt dem Kind zurück, dass sie diese Zerstörung überlebt hat und das Kind trotzdem liebt. Für Winnicott (1984) ist dies der Beginn der Fantasie im Menschen.

Laut Rosenfeld werden die introjektiven Vorgänge und damit eine Entwicklung des Ich erst durch die nonverbale Kommunikation ermöglicht. In dieser nimmt die Mutter die Impulse, die Ängste und andere Selbstanteile des Kindes in sich auf und hält sie instinktiv bei sich. Rosenfeld beobachtete bei psychotischen Patienten die Projektive Identifizierung, die er als eine Verzerrung und Intensivierung solcher frühesten Kommunikationsstile betrachtete.

Wie auch Sandler (1988, S. 147ff.) betont, ist dieser Begriff als pathologische Erscheinung nur sehr schwer greifbar. In jeder nonverbalen Kommunikation kommt die Projektive Identifizierung vor. Wir brauchen sie auch in der Begegnung mit anderen, um einfühlsam sein zu können. Die Grenze der Pathologie beginnt bei der Intensität und der Starre des Eindringens in den anderen.

Die umfangreichste Deutung des Begriffs der Projektiven Identifizierung stammt von Ogden:

> »Projective identification […] is a set of fantasies and object relations that can be schematically conceptualized as occurring in three phases: First, the fantasy of ridding oneself of an unwanted part of oneself and of putting that part into another person in a controlling way; then the induction of feeling in the recipient that are congruent with the projective fantasy by means of an interpersonal interaction; and finally, the processing of the projection by the recipient, followed by the reinternalization by the projector of the ›metabolized projection‹« (Ogden, 1979, S. 362).

Für Ogden ist die Projektive Identifizierung ein psychischer Prozess, den er in vier Teile einteilt, in eine Form der Abwehr, eine Form der Kommunikation, eine primitive Form der Objektbeziehung und einen Prozess zur Veränderung bzw. zur Entwicklung des Ich (Odgen, 1982):

1. Abwehr
2. Objektbeziehung
3. Entwicklung
4. Kommunikation

Eine weitere Unterscheidung versucht Heinz Weiß, indem er die Projektive Identifizierung in sechs Phasen unterteilt und sie als Modell zur Durcharbeitung der Gegenübertragung anbietet. Seine Überlegungen führt er auf ein unveröffentlichtes Manuskript von Melanie Klein zurück, die bereits in den 50er Jahren von einem mehrphasigen Modell sprach. In der ersten Phase kommt es zum Anheften der Projektion vonseiten des Patienten an den Rezeptor des Analytikers. Die zweite Phase wird vom Eindringen der Projektion in das Innere des Analytikers beherrscht. In der dritten Phase verbindet sich die Projektion mit einem inneren Objekt des Analytikers. Die Transformation der Projektion durch den Vergleich mit inneren Objekten des Analytikers erfolgt in der vierten Phase. In der fünften Phase deutet nun der Analytiker sein inneres Geschehen und gibt es dann dem Patienten zurück. Der Patient reintrojiziert nun die modifizierte Projektion und schließt somit die sechste Phase ab. Weiß (Frank & Weiß, 2007, S. 185f.) sieht diese Phasen als sich überlappende dynamische Prozesse.

Die Projektive Identifizierung rückte im Laufe der letzten Jahre in den Mittelpunkt der analytischen Behandlung. Viele kleinianische Therapeuten gehen davon aus, dass die Gegenübertragung eine Reaktion des Analytikers auf die Projektive Identifizierung des Patienten darstellt. Somit stellt sie einen wichtigen Beitrag zur Deutung und die damit verbundene Prozessentwicklung der Behandlung dar (Spillius, 2007; Frank & Weiß, 2007; Fonagy & Batenman, 2004, S. 141) betrachten die Projektive Identifikation als Folge einer gescheiterten Spiegelung zwischen Kind und Mutter. Die Gefühle des Kindes konnten nicht contained werden und müssen nun von diesem der Mutter als fremdes Selbst zurückgegeben werden. Die Mutter wiederum reagiert mit unmarkiertem und inkongruentem Spiegeln auf diese Äußerungen und nährt damit die reinszenierte Traumatisierung des Kindes.

Für Buchholz und Kollegen (2008, S. 492) stellt die Projektive Identifizierung keinen primitiven Abwehrmechanismus dar, sie bezweifeln auch, dass das Phänomen der Spaltung als Abwehr in diesem Zusammenhang sichtbar werden sollte.

3.4 Verleugnung

Freud beschäftigte sich bereits 1894 mit dem Phänomen der Verleugnung. Später brachte er die Verleugnung immer wieder mit der Ich-Spaltung in Verbindung. Er sieht somit die Verleugnung im Rahmen psychotischer Abwehrmechanismen. Für Freud ist dieser Abwehrmechanismus eine Abwendung von der Realität und kann in seiner stärksten Ausprägung zu einer halluzinatorischen Psychose führen (S. Freud & Breuer, 1895, S. 282; Laplanche & Pontalis, 1986, S. 595). Verleugnung unterstützt die Projektive Identifizierung und damit die Spaltung, indem dieser Abwehrmechanismus die Bedeutung von emotionalem Erleben negiert oder reduziert – was eine wichtige Bedeutung im Verstehen von »Tätern« im forensischen Bereich hat. Die Verleugnung bezieht sich auf die Bedeutung des Erlebens und nicht auf eine Verleugnung der Tatsache (Schneider-Heine & Lohmer, 2011, S. 560; Rohde-Dachser, 2004b, S. 80; O. F. Kernberg, 2005, S. 68).

Wenn ich die Realität als zu traumatisch wahrnehme, verleugne ich sie und muss damit nicht mit daraus folgenden Konsequenzen rechenen. Die Außenwelt wird dadurch nicht als verfolgend und bestrafend erlebt. Hare schreibt Menschen, die ihr Handeln in dieser speziellen Form erleben, die Unmöglichkeit zu, die Auswirkungen seiner Handlungen für die Zukunft abschätzen zu können, und sieht damit einen wichtigen diagnostischen Faktor für Psychopathie (Hare, 2005, S. 55).

Konsumieren zum Beispiel Patienten Rauschmittel im Zuge eines stationären Aufenthaltes, verleugnen sie in diesem Moment die Folgen und werden sehr wütend und abwertend gegenüber dem Personal, wenn sie damit konfrontiert werden. Es wiederholt sich ihre Vorstellung von einer feindlichen Umwelt.

Drama 1. Akt: Durchgehvisite auf der Abteilung. Oberarzt lässt Patientin schwören, dass sie bei ihrem Wochenendausflug keine Suchtmittel konsumieren wird. Er benennt die herumstehenden Personen, unter denen sich auch unsere Schwester befindet, als Zeugen. Die Patientin sagt aus voller Überzeugung, dass sie nie wieder Alkohol konsumieren werde.

Drama 2. Akt: Am Wochenende hat unsere Schwester Dienst und wird telefonisch darüber informiert, dass die Patientin mit der Rettung auf die Abteilung zurückgebracht wird. Sie wurde in schwerst alkoholisiertem Zustand aufgegriffen.

Hier beginnt dann neuerlich das Phänomen der Verleugnung, wenn man die Patienten auf Widersprüche in ihrem Verhalten hinweist. Sie reagieren dann oft mit Größenvorstellungen in Bezug auf ihre Fähigkeit, ihr Suchtverhalten unter Kontrolle zu haben, und mit der Entwertung der Behandlung.

3.5 Omnipotenzfantasien und Entwertung

Omnipotenzfantasien werden auch zu den Hilfsmechanismen der Spaltung gerechnet (Rohde-Dachser, 2004a, S. 78). Diese Fantsien verleihen die Vorstellung der Kontrolle über die Außenwelt. Das Äquivalent zu dieser Sichtweise ist die Entwertung des Objektes. »Ich bin der Größte, die anderen sind nichts und damit übe ich die Kontrolle aus.« Es ist insofern ein Abwehrmechanismus, weil man

Menschen, die man verachtet, nicht mehr hassen muss (O.F. Kernberg, 2005, S. 67).

»Die Pflegepersonen sind alle deppert.« »Ich war ja auch schon Schwester und weiß deshalb, dass die alle nichts können.« »Der Arzt würde mich ja nicht entlassen, wenn das Pflegepersonal nicht so gegen mich eingestellt wäre. Der ist ja eh leiwand.« Sensitive Verarbeitung, Verleugnung und Omnipotenzfantasien fließen hier ineinander. Der Arzt wird geschützt, indem der Pflegeperson die Besetzungsenergie entzogen wird. Durch diesen Mechanismus ist es möglich, der Abhängigkeit von Trauer- und Schmerzgefühlen zu entgehen. Es können keine Ambivalenzen ausgehalten werden, es kann damit auch keine Objektkonstanz entstehen und das Erreichen der depressiven Position ist nicht möglich (Rohde-Dachser, 2004a, S. 79).

3.6 Verdecken

Verdecken kommt dann zum Tragen, wenn die Verdrängung als Abwehrleistung nicht zur Verfügung steht und ein unaushaltbares Gefühl nicht ins Bewusstsein dringen darf. Das angstauslösende Gefühl wird durch ein anderes Gefühl überdeckt und somit am durchbrechen der Bewusstseinsschranke gehindert. Dies lässt sich mit der Selbstverletzung verbinden, bei der man einen Gegenreiz setzt, um ein nicht aushaltbares Gefühl am Auftauchen zu hindern. Der Begriff »Deck-Abwehr« wurde von Greenson verwendet, um eine Abwehr zu beschreiben, die als Ersatz für Verdrängung fungiert, da diese Fähigkeit nicht voll zur Verfügung steht. Verdecken dient zur Aufrechterhaltung der Spaltung (Rohde-Dachser, 2004a, S. 73, 87f.).

Es kann zum Beispiel sein, dass jemand anstelle der Angst, die sehr quälend ist, nur mehr Leere oder Angst als Deckeffekt empfindet. Das heißt, man ängstigt sich in dem Moment, wo die Angst aufgegeben wird und der Blick auf etwas fällt, das von der Angst zugedeckt, aber nicht verdrängt wurde. Es betrifft Situationen, in denen man ein bestimmtes Gefühl immer aufrechterhalten muss, damit das, was darunter liegt, nicht zum Vorschein kommt. Greenson beschreibt auch das Phänomen der »Deck-Identität«, bei der sich der Patient nur mit den guten Anteilen identifiziert und die negativen Elternidentifikationen zudeckt (Rohde-Dachser, 2004a, S. 90).

Beispiel: Wenn ich Schmerzen habe, zwicke ich mich und die Schmerzen werden von einem anderen Schmerz überlagert. Ähnlich funktioniert es auch mit der Angst.

Beispiel aus einer Gruppentherapie: Frage: »Sind Ihnen solche Situationen unangenehm? Ich erlebe, dass Sie bei gewissen Themen immer die Gruppe verlassen.« Patient: »Das macht mir überhaupt nichts aus, ich finde diese Sitzungen fad [siehe Leere] und sie bringen mir nichts.« Hier besteht die Möglichkeit, zugedeckte Gefühle auszuagieren bzw. sie zu dramatisieren, wie Greenson und Greenare diesen Vorgang bezeichnet haben.

3.7 Externalisierung

Wenn Patienten die äußere Struktur benutzen, um ein realtiv symptomfreies Leben führen zu können, so bezeichnen wir dies als Externalisierung. Dieses Funktionieren ist an Umgebung gebunden und funktioniert nur so lange, wie diese äußere Struktur stabil bleibt (Rohde-Dachser, 2004a, S. 75, 78, 121, 135, 209). Mache Autoren verstehen darunter auch ein gefährliches, rücksichtsloses und impulsives Verhalten (Schweiger & Sipos, 2011, S. 489). Ich neige zur ersteren, von Rohde-Dachser vertretenen Auffassung.

Wir beobachten auf der Abteilung manchmal ein »überangepasstes« Verhalten. Manche Patienten versuchen dadurch jeden äußeren Konflikt zu vermeiden, der dann innerpsychisch zur Katastrophe führen könnte. Dieses Verhalten ist nur bei kurzzeitigen Aufenthalten aufrechtzuerhalten. Danach kippt es in aggressives Verhalten. Länger aufrechtzuerhalten ist es bei sehr massiven äußeren Strukturen, wie sie zum Beispiel in militärischen Einrichtungen gegeben sind. Ich hatte drei Patienten, die im Zuge ihres Militärdienstes bei der »Fremdenlegion« symptomfrei waren. Auch viele forensische Patienten sind im Gefängnis relativ symptomfrei.

Für Sandler ist es ein regressives Phänomen, das als »Abfuhr« aufgefasst werden kann. Für ihn handelt es sich dabei um aktuelle unbewusste Tendenzen, die unter anderem in der Externalisierung manifest werden (Sandler et al., 2001, S. 30f.).

3.8 Ich-Regression

Die Ich-Regression stellt eine differenziertere Form der Regression dar, indem das Ich sich in den Dienst der Regression stellt. Freud beschrieb dieses Phänomen im Rahmen einer zeitlichen Regression, wobei er drei Formen unterschied, nämlich die Objekt-Regression, die Libido-Regression und die Ich-Regression. Letztere ist ein wichtiger Begriff im Zusammenhang mit der Betrachtung von Ich-Störungen und der Borderline-Persönlichkeitsstörung.

Es gibt eine Regression im Dienste des Ich, die Freud in seiner Schrift *Die Traumdeutung* erwähnt (Laplanche & Pontalis, 1973, S. 463).

Regressionen im Dienste des Ich sind primär ein wichtiger Mechanimus, der nicht nur eine Abwehr darstellt im Sinne eines inneren Konfliktes, sondern einen wichtigen Vorgang markiert, den wir zum Beispiel beim Einschlafen brauchen oder der ein Bündeln der Libido ermöglicht, indem diese von der Aufmerksamkeit der inneren und äußeren Reize abgezogen wird. Beispiel: Bei Krankheit fühle ich mich klein und bedürftig.

Die Ich-Regression, die bei einer zugrunde liegenden Borderline-Struktur zum Tragen kommt, birgt eine primäre Gefahr des Zusammenbruches der inneren Struktur. Das Ich ist hier ständig der Gefahr ausgesetzt oder in ständiger Bereitschaft, sich in den Dienst des Abwehrmechanismus der Ich-Regression zu stellen. Diese wird so beschrieben, dass im Vorgang der Regression wichtige Funktionen des Ich in die Abwehr hineingenommen oder ausgeschaltet werden, sodass sie in der Folge für die Beobachtung dieses Zustandes nicht mehr zur Verfügung stehen. Um es anders zu sagen: Der Patient kann keine mentalisierende Haltung mehr einnehmen, er verliert den Zugang zum Als-ob-Modus und findet sich im Modus der Äquivalenz wieder (Rohde-Dachser, 1996, 1999; Rohde-Dachser, 2000, S. 59, 79; Allen & Fonagy, 2011, S. 237).

4. Übertragung und Gegenübertragung

Das Phänomen der Übertragung stellt für tiefenpsychologisch orientierte Psychotherapeuten einen wesentlichen Teil in der Behandlung dar.

Freud (1895) beschrieb die Übertragung als Hindernis in der freien Assoziation, bevor er sie zehn Jahre später als mächtigstes Hilfsmittel der Behandlung erkannte. Er betrachtete die Übertragung als Wiederholungszwang und sah sie dann als ein Phänomen, das in allen menschlichen Beziehungen zum Ausdruck kommt (S. Freud, 1895, S. 308f.; S. Freud, 1905, S. 281; S. Freud, 1920, S. 19). Im Nachwort zu »Bruchstück einer Hysterie-Analyse« schreibt Freud:

> »Was sind die Übertragungen? Es sind Neuauflagen, Nachbildungen von den Regungen und Phantasien, die während des Vordringens der Analyse erweckt und bewußt gemacht werden sollen, mit einer für die Gattung charakteristischen Ersetzung einer früheren Person durch die Person des Arztes. Um es anders zu sagen: eine ganze Reihe früherer psychischer Erlebnisse wird nicht als vergangen, sondern als aktuelle Beziehung zur Person des Arztes wieder lebendig. Es gibt solche Übertragungen, die sich im Inhalt von ihrem Vorbilde in gar nichts bis auf die Ersetzung unterscheiden. Das sind also, um in dem Gleichnisse zu bleiben, einfache Neudrucke, unveränderte Neuauflagen. Andere sind kunstvoller gemacht, sie haben eine Milderung ihres Inhaltes, eine Sublimierung, wie ich sage, erfahren und vermögen selbst bewußt zu werden, indem sie sich an irgend eine geschickt verwertete reale Besonderheit an der Person oder in den Verhältnissen des Arztes anlehnen. Das sind also Neubearbeitungen, nicht mehr Neudrucke« (S. Freud, 1905, S. 279f.).

Freud deutet hier bereits die Unterscheidungsschwierigkeit zwischen Neurose und Sublimierung als kultureller Leistung des Menschen an. Vereinfacht ausgedrückt geht es um das, was zwischen zwei Menschen passiert. In der vorliegenden Arbeit geht es um die Eingrenzung dieses Phänomens auf Menschen mit einer Borderline-Struktur. Um es für uns noch besser verstehbar zu machen, sollten wir das klinische Diktat der Borderline-Störung verlassen und in bester analytischer Tradition von dem Phänomen als »Frühstörungen« sprechen.

Gibt es überhaupt krankheitsspezifische Übertragungssituationen?

Freud betrachtet 1905 die Übertragung nicht als Phänomen, sondern geht von einer Vielzahl von Übertragungen aus. Diese sieht er als Regungen und Fantasien, die während der Analyse bewusstgemacht werden sollten. Als genialer Beobachter hat Freud bereits erkannt, dass sich etwas zwischen dem Patienten und dem Analytiker abspielt, worauf sich im Analysanden etwas zu »regen« beginnt, das er dann in seine »Fantasien« kleidet und dem Analytiker mitteilt, wenn es die Stufe der Sprachfähigkeit, also die Fantasieebene erreicht hat.

Freud (1905) sieht später eben die Übertragung nicht mehr als Hindernis in der Behandlung, sondern betrachtet sie als die stärkste Triebfeder zu Beginn der Therapie, womit eine neue Betrachtungsweise der Gestaltung von Beziehungen Einzug halten kann, wenn auch die Übertragung zu diesem Zeitpunkt nur auf der Seite des Patienten beleuchtet worden war.

In »Die zukünftigen Chancen der psychoanalytischen Therapie« macht Freud sich Gedanken über die Gefühle des Arztes in Bezug auf seine Patienten. Um die innere Erlebenswelt des Behandlers als Reaktion auf die Äußerungen des Patienten benennen zu können, verwendet er den Begriff der Gegenübertragung.

> »Andere Neuerungen der Technik betreffen die Person des Arztes selbst. Wir sind auf die ›Gegenübertragung‹ aufmerksam geworden, die sich beim Arzt durch den Einfluß des Patienten auf das unbewußte Fühlen des Arztes einstellt, und sind nicht weit davon, die Forderung zu erheben, daß der Arzt diese Gegenübertragung in sich erkennen und bewältigen müsse. Wir haben, seitdem eine größere Anzahl von Personen die Psychoanalyse üben und ihre Erfahrungen untereinander austauschen, bemerkt, daß jeder Psychoanalytiker nur so weit kommt, als seine eigenen Komplexe und inneren Widerstände es gestatten, und verlangen daher, daß er seine Tätigkeit mit einer Selbstanalyse beginne, und diese, während er seine Erfahrungen an Kranken macht, fortlaufend vertiefe. Wer in einer solchen Selbstanalyse nichts zustande bringt, mag sich die Fähigkeit, Kranke analytisch zu behandeln, ohne weiteres absprechen« (S. Freud, 1910, S. 108).

Freud schreibt sehr klar von einem »unbewussten Fühlen« des Behandlers, das er zu diesem Zeitpunkt noch als Hindernis sieht und nicht als wichtige Ressource, um den Patienten zu verstehen. Er trennt noch klar zwischen den Komplexen und den damit verbundenen Widerständen des behandelnden Arztes gegenüber den Übertragungsneurosen des Patienten.

Fünf Jahre später deutet er bereits stärker die Verknüpfung der Gefühle zwischen dem Patienten und dem Therapeuten an. Er schreibt dem Arzt Wünsche nach Bestätigung seiner eigenen Person zu.

Für den Arzt bedeutet die Übertragung eine wertvolle Aufklärung und eine gute Warnung vor einer etwaigen bei ihm vorliegenden Gegenübertragung. Er muss erkennen, dass die Verliebtheit einer Patientin durch die analytische Situation erzwungen wird und nicht etwa den Vorzügen seiner Person zugeschrieben werden kann, dass er also gar keinen Grund hat, auf eine solche »Eroberung«, wie man sie außerhalb der Analyse heißen würde, stolz zu sein. Und es ist immer gut, sich dessen bewusst zu sein.

Für die Patienten betrachtet Freud es als absolut notwendig, sich den Gefühlen, die in der Übertragung auftauchen, zu stellen. Sich mit dem Behandler einen Raum zu gönnen, wo diese Gefühle besprechbar und aushaltbar werden und bleiben. Für die genannte Patientin ergibt sich eine Alternative: Entweder sie muss auf eine psychoanalytische Behandlung verzichten oder sie muss sich die Verliebtheit in den Arzt als unausweichliches Schicksal gefallen lassen (S. Freud, 1915).

Die Gegenübertragung des Therapeuten ist bei Borderline-Patienten ein sehr spezielles Phänomen, da diese in sehr massiver Weise auftritt und zu großen Komplikationen in der Behandlung führen kann (Weiß, 2009, S. 10).

Im *Vokabular der Psychoanalyse* wird die Gegenübertragung allgemein als die Gesamtheit der unbewussten Reaktionen des Analytikers auf die Person des Analysanden und ganz besonders auf dessen Übertragung definiert (Laplanche & Pontalis, 1978, S. 164).

Freud erwähnt diesen Begriff 1910 im Zuge der Behandlungsprobleme, die zwischen Sabina Spielrein und Carl Gustav Jung entstanden sind. Er erwähnt den Einfluss des Patienten auf die unbewussten Gefühle des Analytikers. Ferner betont er, »daß jeder Psychoanalytiker nur soweit kommt, als seine eigenen Komplexe und inneren Widerstände es gestatten« (S. Freud, 1910, S. 108).

Für Freud war dieser Begriff ursprünglich negativ konnotiert. Er versuchte damit das Phänomen zu beschreiben, dass der Therapeut mit unbewussten Gefühlen auf das Beziehungsangebot des Patienten reagiert. Die Aufgabe des Therapeuten bestehe darin, sich dieser unbewussten Gefühle bewusst zu werden und sich davon zu befreien. Freud sah diese Gefühle des Therapeuten als störend für die Behandlung an. Er ging bei dieser Form der Übertragung des Patienten von einer erotischen Komponente aus, also von einem Patienten, dessen Beziehungsübertragung dem ödipalen Bereich verhaftet ist. Bei Borderline-Patienten erfolgt die sexuelle Befriedung auf einer archaischeren Stufe, also vor der ödipalen Triangulierung. Die Befriedigung erfolgt in einer sadomasochistischen Beziehung, die oft augenscheinlich in der Gegenübertragung nur sehr schwer erkennbar ist. Obwohl in der Ursachenforschung der sexuelle Missbrauch sehr vorrangig behandelt wird, gibt es wenig Literatur über sexuelle Befriedigung, die in den Objektbeziehungen stattfindet.

Der Begriff der Gegenübertragung wurde von Heimann (1950) noch weiter gefasst. Sie hat alle Gefühle des Therapeuten gegenüber seinen Patienten mit eingeschlossen.

Heute sprechen wir von einer »komplementären« und von einer »konkordanten« Gegenübertragung (Koenigsberg, 2001, S. 89).

Freud sprach davon, dass das Unbewusste des Patienten auf das Unbewusste des Analytikers treffen müsse, um verstanden zu werden. Wir müssen die Gefühle des Patienten in uns eindringen lassen und sie auf unsere unbewusste Wahrnehmung treffen lassen.

> »[E]r soll dem gebenden Unbewußten des Kranken sein eigenes Unbewußtes als empfangendes Organ zuwenden, sich auf den Analysierten einstellen wie der Receiver des Telephons zum Teller eingestellt ist. Wie der Receiver die von Schallwellen angeregten elektrischen Schwankungen der Leitung wieder in Schallwellen verwandelt, so ist das Unbewußte des Arztes befähigt, aus den ihm mitgeteilten Abkömmlingen des Unbewußten dieses Unbewußte, welches die Einfälle des Kranken determiniert hat, wiederherzustellen« (S. Freud, 1912, S. 381f.).

Freud erwähnte, dass jeder Mensch in seinem Unbewussten ein Instrument besitzt, mit dem er die Äußerungen des Unbewussten eines Gegenübers zu deuten vermag (S. Freud, 1913). Es stellt sich natürlich die Frage, welches Instrument das ist und wie es funktioniert. Können wir es unter den Begriff der Empathie subsumieren?

Wir können Dinge bzw. Gefühle nur wahrnehmen, wenn es ein Gegenüber gibt, sonst hätte dieses keine Grenze und wäre nicht erkennbar. Wir brauchen also die Gegenübertragung, um dem Unbewussten des Patienten eine Grenze zu geben und es in eine Form zu bringen. Wesentliche Voraussetzung dafür scheint mir die Fähigkeit der Projektion und der Introjektion zu sein.

Ich möchte mich an dieses Thema heranwagen und anhand von gewonnenem Datenmaterial zu erklären versuchen, wie diese Mechanismen in uns ablaufen. Wir müssen also die Fähigkeit mitbringen, etwas in uns eindringen zu lassen, etwas, das unser Selbst durchdringt und nicht zu starke Abwehrmechanismen auf den Plan ruft. Die biologische Voraussetzung für diese Fähigkeit scheinen die sogenannten Spiegelneuronen zu sein. Diese wurden 1992 von Giacomo Rizzolatti entdeckt (Rizzolatti, 2008, S. 122; Iacoboni, 2008, S. 17). Die Spiegelneuronen beginnen in unserem Gehirn zu feuern, wenn uns jemand eine Geschichte erzählt, und sie bilden ein Muster ab, als würden wir das Erzählte selbst erleben. Joachim Bauer beschäftigt sich damit in seinem Buch *Warum ich fühle, was du fühlst*.

Wir können es aber nur fühlen, wenn es eine Bedeutung für uns hat. Erstens müssen wir eine Vorstellung von dem Schmerz haben, den unser Gegenüber schildert, und zweitens muss diese Vorstellung für uns eine Bedeutung haben, damit wir sie nachvollziehen können. Oder aber, wie wir später bei der Analyse von Briefen sehen werden, wir brauchen ein Vordenken. Auf der vorbewussten Ebene entsteht eine Vorstellung, die unser Handeln beeinflusst. Wir erkennen bereits, was wir vermutlich im anderen auslösen werden.

Empathie bedeutet nicht nur, den anderen in seiner Gefühlslage und Empfindung zu verstehen, sondern sie besteht auch in der Fähigkeit, zu beurteilen, was wir in anderen auslösen. Wir haben eben auch die Möglichkeit, Konflikte auszulösen, indem wir im anderen ein Vordenken bezüglich seines Eindringens und Destabilisierens unseres Ich hervorrufen.

Nach obiger Darstellung der verschiedenen Aspekte der Borderline-Erkrankung möchte ich nun zur Analyse der mir zur Verfügung stehenden Materialien kommen.

5. Wissenschaftliche Technik

5.1 Zur qualitativen Forschung

Ich habe mich zur Erforschung der Frage »Gibt es eine eigene Kommunikationsstruktur bei Borderline-Patienten?« für eine Methode aus der Qualitativen Sozialforschung entschieden. Die Qualitative Sozialforschung stellt eine Richtung der Sozialforschung dar, die in den 1960er und 1980er Jahren aus unterschiedlichen Forschungstraditionen entstanden ist wie zum Beispiel der Phänomenologie, dem Symbolischen Interaktionismus und der Ethnomethodologie (Mertens, 2009, S. 796). Die Konversationsanalyse ist ein Forschungsansatz, der einen integrativen Bestandteil der Ethnomethodologie darstellt bzw. aus ihr hervorgegangen ist (Gülich & Mondada, 2008, S. 1; Lindemann, 2012, S. 18; Dittmann, 1979, S. 2). Der Begriff der Ethnomethodologie wurde von dem Soziologen Harold Garfinkel (1967) geprägt. Er griff auf die bestehenden Begriffe der Ethnomedizin und Ethnobotanik zurück und verwendete den Terminus der Ethnomethodologie für die Beschreibungen von Konstruktionen der sozialen Ordnung und Wirklichkeiten, die Menschen im Alltagsleben prägen. Harvey Sacks, ein Mitarbeiter von Grafinkel, führte in seine Forschungen die Technik der Tonbandaufzeichnung ein und kam somit von der teilnehmenden Beobachtung zur Analyse von sprachlicher Ordnung durch die Transkription von Gesprächen. Er ging davon aus, dass jeder Gesprächsverlauf von einer Ordnung bestimmt wird. Durch die genaue Betrachtung von Gesprächen gilt er als Begründer der Konversationsanalyse (Gülich & Mondada, 2008, S. 13).

Die Begriffe der Konversationsanalyse oder Gesprächsanalyse werden in der deutschsprachigen Wissenschaftsliteratur synonym verwendet, wobei auch ältere Begriffe wie Diskursanalyse und Linguistik des Dialoges aufscheinen. Zur Beantwortung der dieser Arbeit zugrunde liegenden Ausgangsfrage erscheinen mir diese Begriffe und ihre Anwendung als ein relevantes Instrumentarium. Durch die Konversationsanalyse können wir die Interaktionsmuster, die ein Gespräch bestimmen, in den wissenschaftlichen Fokus bekommen. Sie beruht auch auf einer besonderen »analytischen Mentalität« oder »analytic induction«, die als implizite Haltung betrachtet wird (Mertens, 2009, S. 795; Henne & Rehbock, 2001, S. 1; Have ten, 2005, S. 38). Die Konversationsanalyse richtet ihren Blick auf Mikrostrukturen in der Interaktion zwischen Menschen und gewinnt dadurch zentrale Erkenntnisse über das »natürliche« Gespräch. Wesentlich zu unterscheiden ist dabei zwischen einem »natürlichen« Gespräch und einem Laborgespräch. Das Ziel in der Konversationsanalyse ist es, die impliziten Muster, Methoden und Mechanismen, die in einem Gespräch vorherrschen, zu identifizieren und sie zu einem expliziten Wissen zu machen (Lindeman, 2012, S. 20; Dittmann, 1979, S. 2f.). Bergmann unterstrich die »Natürlichkeit« seiner Gesprächsinteraktanten, indem er sich der Erforschung des »Klatsches« zuwendete (Bergmann, 1987). Anhand der gewonnen Erkenntnisse von Einzelgesprächsanalysen versucht die Konversationsanalyse auf allgemeingültige Prinzipien zu schließen und eine normative Ordnung aufzudecken (Goffman, 1971, S. 280f.). Die Konversationsanalyse wendet sich gegen vorgefertigte Methoden, wodurch auch keine klar ausformulierten konversationsanalytischen Standards bestehen (Stresing, 2009, S. 29).

5.2 Interaktions-, Gesprächs-, Konversationsanalyse und Psychotherapie

Die Verknüpfung von Konversationsanalyse und psychotherapeutischen Gesprächen wurde Ende der 1990er Jahre entwickelt und kommt vornehmlich aus dem angelsächsischen Raum und aus Finnland (Stresing, 2009, S. 22; Stiles, 2008, S. 1; Peräkylä et al., 2008, S. 18).

Das erste Projekt zur Untersuchung von auf Tapes aufgenommenen »natürlichen« psychiatrischen Gesprächen wurde in einer Studie in Palo Alto von 1955/56 von den PsychiaterInnen Frieda Fromm-Reichmann und Henry Brosin, ferner von Charles Hockett, Norman McQuown und den beiden Anthropologen Alfred Kroeber und David Schneider durchgeführt (Murray, 1998, S. 34). Weitere Wegbereiter in der Untersuchung von aufgenommen Gesprächen waren Pittinger, Hockett und Danehy in ihrer Untersuchung »The First Five Minutes« (1960). Sie beschäftigten sich mit den Interaktionsmustern, die in den ersten fünf Minuten zwischen analytisch orientierten Psychiatern und deren Patienten zu beobachten sind. Ein weiterer Meilenstein war die 1977 durchgeführte Analyse eines 15-minütigen Ausschnitts aus einem Therapiegespräch mit einer magersüchtigen Patientin. Der Linguist Labov und der Sozialarbeiter Fanshel analysierten dieses Gespräch mit ihrer eigens konzipierten Diskursanalyse. Ihre Analyse ist sehr detailgenau und hat in der Folge weitere Forschungen beflügelt. Kathleen Warden Ferrara, eine Soziologin aus Oxford, führte die Ideen von Labov und Fanshel weiter. Sie hatte für ihre Sprachanalyse 48 Stunden Therapiematerial von sechs Therapeuten zur Verfügung und versuchte wiederkehrende »discours strategies« herauszuarbeiten (Peräkylä et al., 2008, S. 8f.). Kindt sieht den Schwerpunkt bei Therapie- oder Beratungsgesprächen, er nimmt keine Unterscheidungen zwischen diesen und der Bedeutungsaushandlung von Begriffen samt der damit verbundenen Probleme vor (Kindt, 1984, S. 739f.). Die Arbeit von Buttny zeigt, wie Klient und Therapeut ein Problem herausarbeiten, wobei der Therapeut die Führung des Gespräches behält. Mit veränderten Sprachbegriffen greift der Therapeut in einem weiteren Schritt immer wieder das Problem des Klienten auf und formuliert es weiter aus. Buttny teilt das psychotherapeutische Gespräch primär in drei Abschnitte ein (Buttny, 1996, S. 147f.).

Die erste Studie, in der Konversationsanalyse als Technik für das Verstehen von Psychotherapie herangezogen wurde, kam von Kathy Davis und stammt bereits aus dem Jahre 1986. Es handelt sich um ein 45-minütiges Erstgespräch, bei dem es zur Verständigung über die Problemdefinition zwischen Patientin und Therapeuten kommt. Davis beschreibt diesen Prozess als wiederkehrende »Reformulation« in der Sitzung. Sie unterteilt den Gesprächsablauf in sechs Sequenzen:

1. Beginn
2. Klientenversion
3. Prozess der Problemformulierung
4. Definition des Problems als Individualisierungsprozess
5. Dokumentation des Problems und
6. Aushandeln der Zustimmung der Patienten

Die Arbeit von Davis blieb bis in die 90er Jahre unbeachtet. Erst in neuerer Zeit wird sie wieder rezipiert.

Ebenfalls mit Erstgesprächen beschäftigten sich Tony Hak und Fijge de Boer (1996), indem sie die unterschiedlichen Formulierungen, die in medizinischen, psychiatrischen und psychotherapeutischen Begegnungen verwendet werden, herausarbeiteten und differenzierten. In der psychotherapeutischen Gesprächssituation hat die Zusammenarbeit mit dem Patienten einen höheren Stellenwert als bei medizinisch- psychiatrisch geführten Gesprächen (Hak & Boer, 1996, S. 175f.). Eine weitere konversations- und inhaltsanalytische Untersuchung von Erstgesprächen wurde von Wilke (1992) durchgeführt. Sie legte den Fokus auf die Reaktionen der Patienten nach therapeutischen Interventionen und entwickelte dafür fünf Kategorien: Etikett, problembezogene Selbstdarstellung, Krisensignal, Steigerung und Kommentar. Mit diesen Kategorien lässt sich erkennen, wie sich bestimmte Inhalte im Erstinterview entfalten (Wilke, 1992).

Antaki, Barnes und Leudar untersuchten die Schwierigkeiten bei der Verständigung über die Problemdefinition zwischen einer Patientin und ihrem Therapeuten in einer verhaltenstherapeutischen Sitzung (Antaki et al., 2004, S. 127–138). Sprachliche Formulierungen, die Beziehungen in der Psychotherapie betreffen, sind für Charles Antaki ein mächtiger Faktor der Rhetorik (Antaki, 2008, S. 42).

Vehviläinen beschäftigt sich mit dem Herausarbeiten sprachlicher Besonderheiten im Umgang mit Widerstand in der psychoanalytischen Sitzung. Therapeuten wiederholen die für sie bedeutungsvollen Widerstände ihrer Patienten und erzeugen durch ihre Formulierungen im Patienten eine Verwirrung, um sie dann in einer späteren Deutung aufzulösen (Vehviläinen, 2008, S. 137). Mit der Möglichkeit, durch Irritationen in der Psychotherapie einen Wachstumsschub des Klienten zu ermöglichen, beschäftigte sich auch Peräkylä (2008, S. 118f.). Im deutschsprachigen Raum setzte sich Stresing mit Konsil-Liaison-Gesprächen zwischen Patienten mit somatoformen Störungen und Psychotherapeuten auseinander. Als problematisch sah sie die Verstrickung zwischen Patient und Therapeut in Hinblick auf die Auslegung der Krankheitsursache (Stresing, 2009, S. 266). Eine weitere gesprächsanalytische Studie mit dem Thema der Darstellung von Angst im Gespräch wurde von Lindemann durchgeführt. Als Analysematerial wurden Gespräche zwischen Patienten und Ärzten bzw. Therapeuten gewählt. Lindemann versuchte damit, das bisher in der Forschung nicht beachtete Phänomen der Angst in der Interaktion ins Blickfeld zu bringen (Lindemann, 2012, S. 175).

Als Weiterentwicklung der Konversationsanalyse betrachten Buchholz, Lamott und Mörtl ihre Methode der Kanama, einer Verschmelzung von Konversations-, Narrations- und Metaphernanalyse (Buchholz et al., 2008, S. 65f.; Buchholz, 2012, S. 215).

Als Forschungsmaterial hatten sie Videoaufzeichnungen von gruppentherapeutischen Sitzungen mit Männern in einer Justizanstalt, die für Sexualdelikte bestraft worden waren. (Aus den Statistischen Untersuchungen im forensischen Bereich können wir annehmen, dass es sich bei diesen in der Mehrzahl um Menschen mit einer Borderline-Persönlichkeitsorganisation handelte; vgl. Fonagy &

Luyten, 2011, S. 900). Sie erarbeiteten ein Muster von »kommunikativen Blendgranaten«, welche die Gruppenteilnehmer zur sprachlichen Verwirrungstaktik verwendeten (Buchholz et al., 2008, S. 39; Buchholz, 2011, S. 208; Buchholz, 2012, S. 230). Eine weitere Untersuchung von »schwierigen« Patienten und deren kommunikativem Verhalten in der Therapie stellte Streeck in einer Gesprächsanalyse von 2009 dar. Er identifizierte verschiedene Kontrollmechanismen wie beispielsweise das System der Sprecherwechsel, die der Patient in der therapeutischen Sitzung anwendet, um eine kontrollierende Paarsequenz zu erreichen (Streeck, 2009, S. 35).

5.3 Konversationsanalyse, Reflexion und Introspektion

Die Grenzen der Konversationsanalyse liegen dort, wo das Nicht-Hörbare in Form von Schweigen beginnt. Die Gefühlswelten, wie sie die Gesprächsteilnehmer erleben, bleiben in deren innerer Gedankenwelt verschlossen. Konflikthafte Spannungen, die sich im therapeutischen Raum ausbreiten und auf die Resonanz des Therapeuten treffen, können nur über die vom Zuhörer in Worte gefasste Deutung wahrgenommen werden. Mertens betrachtet die Transkripte, die nicht mit eigenen Gefühlen und Gedanken kommentiert sind, als relativ nichtssagend (Mertens, 2009, S. 795). André Green vertritt die Position einer Unmöglichkeit der Beobachtung von psychoanalytischen Geschehnissen, für ihn gibt es keine Wissenschaft der Psychoanalyse, sondern nur ein psychoanalytisches Denken. Er steht mit seiner Position sehr im Gegensatz zur Beobachtungstradition der Säuglingsforscher (Thomä & Kächele, 2006, S. 55). Lassen sich Phänomene wie das Unbewusste, Widerstand, Übertragung, Projektive Identifizierung oder gespeicherte Inhalte aus dem Vorbewussten empirisch belegen? Oder sind diese nur Metabegriffe, die sich einer genaueren Betrachtung entziehen? Vermutlich lassen sie sich unter den Begriff von Interaktionsphänomenen subsumieren. Man kann sie im wissenschaftlichen Sinne nicht dekonstruieren, man sieht nur, wie sie als Phänomene zustande kommen.

Diese Begriffe implizieren die Vorstellung einer dahinter liegenden Wahrheit, die verborgen wird. Auch wenn diese in der Narration nicht zu erkennen ist, vermuten wir sie als versteckte oder vertuschte, aber dennoch wahrnehmbare Tatsache, wie schon Freud beschrieb:

> »Wer Augen hat zu sehen und Ohren zu hören, überzeugt sich, daß die Sterblichen kein Geheimnis verbergen können. Wessen Lippen schweigen, der schwätzt mit den

> Fingerspitzen; aus allen Poren dringt ihm der Verrat. Und darum ist die Aufgabe, das verborgenste Seelische bewußt zu machen, sehr wohl lösbar« (S. Freud, 1905, S. 240).

Insofern muss das Unbewusste an der Oberfläche liegen und für uns sichtbar sein (Buchholz, 2011, S. 195f.; Ekman, 2011, 36f.). »[E]rst die genaue Analyse der konversationellen ›Oberfläche‹ zeigt, [...] wie viel Abgewehrtes in der Abwehr zu sehen und zu hören sein kann« (Buchholz et al., 2008, S. 66).

Bei dieser Betrachtungsweise kommt es zu einer Fokusverschiebung: Nicht der Inhalt der Erzählung steht im Zentrum, sondern die Frage, wie die Erzählung organisiert wird und welche Ordnung sich im Gespräch erkennen lässt. Welche Dramaturgie liegt in der Gesprächsdarstellung und welche Intention lässt sich daraus ableiten? Wie viele Formen der Darstellung erleben wir in der Interaktion? Inszeniert der Patient seine inneren Konflikte in der Situation, ist der Therapeut ein Teil der Inszenierung oder ist die Inszenierung für den Therapeuten gedacht? Und steckt nicht das Kreative in der Verschmelzung von zwei »Unbewussten«, die in der Begegnung aufeinandertreffen, zusammenprallen oder sich verweben? Welche Metaphorik verbirgt sich in der Sprache? Das Neue, das Alte, das Wiederholte, das Kreative – welcher Ordnung unterliegen diese Phänomene? (Goffman, 1991, S. 19f.)

Stern betrachtet als den inneren Motivator für diese Phänomene ein im Menschen verankertes »implizites Beziehungswissen«, das sich aus unseren frühen Beziehungserfahrungen speist (Stern, 2005, S. 124f.). Die »Erforschung« dieses impliziten Wissens stellt eine unüberbrückbare Hürde für quantitative Methoden dar. Psychotherapeuten intervenieren nicht, wie es viele ihrer Vertreter gern sehen würden, auf der Basis einer »richtigen« Theorie, sondern die Theorie erschließt sich in der Reflexion über die vorangegangene Interaktion. Alles andere wäre eine Simplifizierung und »Medizinisierung«, wie sie von Vertretern der Krankenkassen gerne gesehen würde. Wie bereits erwähnt, bedarf es einer inneren Haltung wie der von Freud beschriebenen »gleichschwebenden Aufmerksamkeit«, um sich mit all seinen Sinnen einer Begegnung widmen zu können. Die Kompetenzen psychotherapeutischer Behandlung liegen nicht in der Anwendung von Theorien oder Manualen. Sie bestehen in der Fähigkeit, sich in Interaktionssituationen selbstverantwortlich und nach ethischen Maßstäben eine Handlungsbereitschaft zu erhalten, dem Unerwarteten zu begegnen und damit einen Raum für Reflexion und Mentalisierung zu öffnen (Buchholz et al., 2008, S. 68; Allen & Fonagy, 2009, S. 207f.). Wenn wir über die Bedeutung des Narrativen hinausblicken, so bekommen wir sofort eine Vorstellung davon, dass es in einem Gespräch um »etwas mehr« geht als um das, was sich in den Worten widerspiegelt (Stern et al., 2002, S. 976f.). Es stellt bis heute eine große Herausforderung dar, dieses »Etwas mehr« in eine Sprache zu kleiden, es ist nämlich auch mehr als Mimik und Gestik. D. Stern entwickelte ein Beschreibungsbild von Gegenwärtigkeit, bei der Veränderung und Entwicklung im Moment passieren durch gelebte Erfahrung (Stern, 2005, S. 14).

5.4 Materialgewinnung

Der erste Schritt bestand in der Überlegung, psychotherapeutische Gespräche auf einen Tonbandträger zu bannen. Welches technische Rüstzeug würde ich benötigen, um diese Aufgabe befriedigend lösen zu können? Nach mehreren experimentalen Phasen entschied ich mich für die Aufnahme über ein externes Mikrofon. Als Aufnahmegeräte verwendete ich alternierend eine Minidisc und Magnetofonbänder, wofür ich ein Abspielgerät zur Transkription zur Verfügung hatte (Cremer et al., 2006, S. 4f.).

Um eine orthografisch kontrollierte Transkription zu gewährleisten, verwendete ich das Standardtranskriptionssystem nach GAT, wie es gerne von Konversationsanalytikern verwendet wird (Buchholz, 2011, S. 213). Mithilfe dieser Technik versuchte ich, mit diakritischen Zeichen die Art der Äußerungsrealisierung und des Gesprächsablaufs zu erfassen.

In der nachfolgenden Tabelle befinden sich alle im Text verwendeten Transkriptionssymbole.

[	Beginn einer Überlappung, gleichzeitiges Sprechen mehrerer Teilnehmer
]	Ende der Überlappung
(1,5)	Pause in Sekunden
(-)	Kurze Pause von ca. ¼ Sek.
=	schneller Anschluss, schnelles Sprechen
:::::	Dehnung, Anzahl der Doppelpunkte entspricht der Dehnungslänge
Ja	betont
JA	laut
°wer°	leise
°°wer°°	sehr leise

.;	stark bzw. schwach sinkende Intonation
?,	stark bzw. schwach steigende Intonation
Weshal-	Abbruch einer Äußerung
(sehr)	unsichere Transkription
()	Äußerungen unverständlich
((hustet))	Anmerkungen des Transkribenten zu Phänomenen, die nicht direkt im Transkript notiert sind; Situationskommentare
Pt	Laut beim Öffnen der Lippen
Tch	Schnalzlaut
.hhh	hörbares Einatmen durch den Mund (Länge entsprechend der Zahl der »h«)
hhh	hörbares Ausatmen (Länge entsprechend der Zahl der »h«) Lachimpuls innerhalb eines Wortes
@	Lachen bzw. lachend gesprochen
$	lächelnd gesprochen, kann auch mit »smily voice« kommentiert werden

Tab. 1: Transkriptionssymbole nach GAT (Buchholz, 2005, S. 51f.)

Natürlich stellen sich bei Tonbandaufnahmen neben den technischen Fragen auch Fragen über Ethik und den Einfluss einer Aufnahme auf die Therapie.

Earl Zinn machte vermutlich zwischen 1936 und 1938 die ersten Tonbandaufzeichnungen bei schizophrenen Patienten.[2] Carl Rogers veröffentlichte 1942 seine systematischen Bemühungen, Tonbandaufnahmen in therapeutischen Sitzungen einzusetzen, die er an der Ohio State University durchführte. Er begründete damit auch die Verknüpfung von Ausbildung und Forschung (Allert et al., 2000, S. 66; Heim, 2009, S. 176). Heute finden Tonbandaufzeichnungen, Videoaufzeichnungen oder MP3-Aufnahmeverfahren großen Anklang und sind aus der empirischen Forschung nicht mehr wegzudenken.

Es beeinflusst die Therapie, wenn ein »Dritter« anwesend ist. Das Tonband macht aus einer dualen Situation eine ödipale Situation. Patient und Therapeut entwickeln Fantasien zu dieser Situation. Das Aufnahmegerät kann eine mögliche moralische Instanz darstellen. Als Therapeut kann ich kritisiert und auf Fehler aufmerksam gemacht werden. Auch der Hörer der Aufnahme kann ei-

2 https://search.library.brown.edu/catalog/b5768682 (10.04.2013).

ne Kritik anbringen, die Sitzung einer kritischen Analyse unterziehen. Es kann damit während der Aufnahme die Bestrafungsvorstellung durch eine mächtige Person vorherrschen. Oder aber auch der Wille, Fantasien von einem »tollen« Patienten zu zeigen oder eine »gute« Arbeit zu präsentieren. Das Tonbandgerät eignet sich für verschiedenste Projektionen.

Vonseiten der Patienten wurden unterschiedliche Reaktionen auf die Anwesenheit eines Tonbandgerätes gezeigt. Manche wollten für den Therapeuten alles richtig machen im Wunsch, dass er eine gute Aufnahme bekommt. Eine weitere Patientin hat sich sehr wichtig gefühlt dadurch, dass sie aufgenommen wurde.

Durch die Aufnahme entsteht einerseits ein neuer Übertragungsraum, der speziell interpretiert werden muss, andererseits zeigt das Tonband Missbrauchssituationen sofort auf und stellt damit eine massive moralische Instanz dar. Wir haben hier doch auch eine klassische ödipale Situation, die zeitweise anderes Material produziert als in einer dualen Situation. Dieses Hintergrundes sollte man sich immer bewusst sein. Wie oben bereits erwähnt, kann das Tonband als neue große »Projektionsfigur« dienen. Die unbewusste Angst des Therapeuten kann zu einem innerlichen Triumph des Patienten führen. Dieser tritt als Beschützer des Therapeuten auf und hat nun die Möglichkeit, eine »gute« Therapie abzuliefern.

Die Situation mit dem sichtbaren Mikrofon bedarf der Interpretation eines neuen Möglichkeitsraumes. Es gibt eben einen dritten Zuhörer im Raum (Allert et al., 2000, S. 66; Thomä & Kächele, 2006a, S. 293f.; Thomä & Kächele, 2006b, S. 10f.). Therapeuten entwickeln ähnliche Übertragungsphänomene gegenüber dem Aufnahmegerät wie die Patienten. Es braucht auch den Mut, Außenstehende in die Intimität der psychotherapeutischen Sitzung mitzunehmen, sich und die eigenen Gefühle damit auch einem breiteren und kritischen Publikum zu präsentieren (O.F. Kernberg, 2006, S. VII).

5.5 Forschungsfeld

Die hier verwendeten Daten umfassen mehrere Briefe von zwei AutorInnen, drei mittels Audiotonträger aufgenommene und transkribierte Gespräche mit der Spezifikation von Borderline-Störungen sowie zwei Interviews mit ExpertInnen. Die Unterschiedlichkeit der Materialien soll einen Querschnitt über innere und äußere bzw. interpretative Realitäten darstellen. Die Daten beziehen sich auf einen Erhebungszeitraum von 2001 bis 2013. Sie entstanden in unterschiedlichen Kontexten wie Einzelgesprächen auf einer psychiatrisch versorgenden Akutabteilung, in einer psychotherapeutischen Forschungsambulanz und in einer Forensischen Tagesambulanz.

Des Weiteren standen mir drei Liebesbriefe zur Verfügung, die von einer 23-jährigen Patientin an einen Praktikanten im Zuge eines stationären Aufenthaltes in der Therapieabteilung eines psychiatrischen Krankenhauses verfasst wurden. Dieser junge Mann führte im Zuge seines Praktikums mit der Patientin einige Gespräche. Die Patientin hatte bereits mehrere stationäre Aufenthalte in einer akutpsychiatrischen Abteilung hinter sich und dort die Diagnose Borderline-Persönlichkeitsstörung bekommen (ICD-10, F.60.31).

Die Briefe ermöglichen Einblick in die hohe Erwartungshaltung gegenüber dem Adressaten. Sie implizieren eine Form der Kontrolle als einen vergeblichen Versuch, eine Trennung oder Enttäuschung zu überbrücken (Kächele, 2006, S. 122). Es handelt sich bei den in dieser Arbeit verwendeten Briefen um Liebesbriefe, die auf einer Einseitigkeit des Schreibens als Interaktion beruhen. Der Empfänger der Schriftstücke antwortete in einem persönlichen Gespräch. Liebesbriefe sind die Form des Schreibens, welche von einer hohen Emotionalität getragen ist (ebd.). Als klassisches Beispiel finden sich die mehr als 1.700 Briefe von Goethe an Charlotte von Stein. Eisler betrachtet diesen Briefwechsel als »verdeckten« therapeutischen Briefwechsel. Koopmann sieht Frau von Stein als die einzig große Liebe von Goethe (Koopmann, 2002, S. 270f.). Sind Briefe nicht auch ein Monolog an eine erdachte Geliebte, an das Produkt der eigenen Vorstellung, schlussendlich ein Dialog an das eigene Selbst, der das Ringen mit der Selbstliebe darstellt? Wir lagern in den Briefen unsere inneren Konflikte nach außen und binden sie fiktional an ein erdachtes Gegenüber (Kächele, 2006, S. 122). Greifen wir nicht mangels Abwesenheit des Gegenübers in physischer Form auf mehr Intimität zurück als in einem Gespräch? Verschiebt sich nicht durch das Alleinsein des Schreibers die Schamgrenze auf eine Vorstellung der Intimität, die im Gespräch nicht gegeben ist? Goethe schrieb: »Oft wird ein Freund, an den man schreibt, mehr der Anlass als der Gegenstand des Briefes« (Goethe, 1836, S. 407). Es gibt Unmengen an herausgegebenen Briefen, aber wir wissen fast nichts über die dem Briefeschreiben zugrunde liegende Dynamik (Kächele, 2006, S. 124).

Bei den Transkripten handelt es sich um drei therapeutische Sitzungen mit zwei Frauen und einem Mann. Bei den ausgewählten Patientengesprächen handelt es sich um Patientinnen, die eine Borderline-Persönlichkeitsstörung als Diagnose bekamen (ICD-10, F.60.31), und um einen Patienten mit der Zweitdiagnose einer bipolaren Affektiven Störung (gegenwärtig gemischte Episode nach ICD-10 F.31.6) zur Gegenüberstellung der Daten und ihrer Interpretation. Das Gesprächstranskript mit dem Patienten entstammt dem Beginn einer mehrere

Monate dauernden Behandlung, die stationär begonnen wurde und nach zwei Wochen ambulant weitergeführt wurde. Das Behandlungssetting umfasste wöchentlich drei Sitzungen zu 45 Minuten.

Die Transkripte von den zwei Patientinnen entstammen therapeutischen Gesprächen, die in einer psychotherapeutischen Ambulanz geführt wurden. Sie umfassen einen Behandlungszeitraum von 12 bzw. 14 Monaten. Die Gespräche fanden einmal wöchentlich statt und hatten einen Behandlungszeitrahmen von 45 Minuten, die Kosten wurden von der Krankenversicherung getragen.

5.6 Kurzbiografie der Patienten

Kurzbiografie der Patientin Monika S.

Monika S. wurde 1972 in Deutschland als zweites Kind geboren. Seit einigen Jahren lebt sie in Österreich und ist mit einem Österreicher verheiratet, den sie hier kennenlernte. Sie ist mit wechselnden Bezugspersonen aufgewachsen. Der Vater litt unter einer massiven Alkoholabhängigkeit. Nachdem die Mutter verstorben war, wuchs sie in einem Heim auf. Ihre einzige familiäre Bezugsperson war eine Tante, die im Laufe der Therapie verstarb. Zu Beginn der Therapie arbeitete sie im Sexualgewerbe, welches sie später verließ. Als psychische Unterstützung hatte sie zwei wichtige fiktionale Gesprächspartner: erstens einen verstorbenen Sänger, zu dessen Grab sie immer wieder ging. Bei Revival-Festivals für diesen Sänger spielte Monika S. immer wieder eine Songfigur, die vergewaltigt und ermordet wird. Zweitens hatte sie in ihrem Kopf eine Freundin, die ihr mit Rat zur Verfügung stand. Die Zwiegespräche führte sie laut und sie waren so drängend, dass sie dadurch immer wieder in Konflikt mit ihrer Umwelt kam.

Die Therapie fand einmal wöchentlich statt und dauerte von Februar 2006 bis Januar 2007.

Kurzbiografie des Patienten Willibald A.

Der Patient wurde 1960 in einer Großstadt geboren. Er ist verheiratet und lebt mit seiner Frau und seinen Kindern in einer Wohnung und wird von seiner Mutter unterstützt. Zur Zeit der Gespräche befand sich der Patient zum wiederholten Male in stationärer psychiatrischer Behandlung. Er zeigte in seiner Vorgeschichte immer wieder massiv auftretende Tendenzen von Selbstverletzungen, indem er sich zum Beispiel einmal einen Hoden entfernte. Seine Herkunftsfamilie war einer massiven Verfolgung und einer teilweisen Vernichtung im Nationalsozialismus ausgesetzt. Er hat ein abgeschlossenes Studium und war zur Zeit der Gespräche arbeitslos.

Kurzbiografie der Patientin Ingeborg C.

Die Patientin ist das älteste Kind einer vierköpfigen Familie. Sie hat noch eine um zwei Jahre jüngere Schwester. Die Patientin lebte zu Beginn der Therapie zu Hause. Sie schied aus dem üblichen Regelschulwesen aus und versuchte extern das Abitur nachzuholen. Sie litt unter verschiedensten innerpsychischen Spannungszuständen, denen sie immer wieder durch Akte von Selbstverletzung – wie Kratzen und Ritzen am Oberschenkel – zu entgehen versuchte. Im Laufe der Therapie zog sie in die Wohnung der Eltern ihres Freundes bzw. in sein »Kinderzimmer« und später in eine eigene Wohnung, die ihr von der zukünftigen Ausbildungsstätte zur Verfügung gestellt wurde. Sie begann mit einer Sozialschule und erlangte einige Autonomie in ihrem Leben. Kurz darauf beendete sie die Therapie mit der Begründung, ihr Freund sei zu eifersüchtig auf die Therapie und sie habe Angst, ihn zu verlieren.

Bei den Experteninterviews handelt es sich um Gespräche mit Kollegen, die bereits seit vielen Jahren mit Patienten aus der Diagnosegruppe der Borderline-Störungen mit psychoanalytischen Methoden, wie zum Beispiel dem TFP, arbeiten.

6. Auswertung und Ergebnisse

6.1 Mikroanalytische Betrachtung von Briefen

6.1.1 Theoretische Überlegungen

Die Briefe sind ein guter Einstieg in unsere Materie, denn sie spiegeln einen Versuch wider, schambesetzte Gefühle in Worte zu kleiden und das Gegenüber auf eine Reise einzuladen, um das eigene Unbewusste zu verstehen und zu äußern. Es geht hier nicht um eine therapeutische Situation. Wir kennen die Beweggründe für das Schreiben nicht und ebenso wenig die Reaktionen des Empfängers der Briefe. Wir haben einen einseitigen Dialog, bei dem wir uns als Leser, als Adressaten der Botschaften betrachten können. Der Beginn der Liebesbriefe stellt sich bereits als ein Kampf mit inneren Gefühlen dar. Die Schreiberin zeigt uns, welches Ringen es bedeutet, die innere Bühne in Worte zu kleiden. Der Verfasser der in dieser Arbeit noch verwendeten Briefe bringt ein anderes inneres Ringen zum Ausdruck. Die Inszenierung seiner sadomasochistischen Anteile tritt uns sehr direkt entgegen.

Die Briefe werden aus der Perspektive eines fiktiven Gesprächs betrachtet. Das uns zur Verfügung stehende Material wird nun diametral zu den transkribierten Gesprächen betrachtet. Versuchen Sie sich die Briefe als intimes Gespräch mit Ihnen, also dem Leser, vorzustellen. Wir erhöhen dadurch die Geschwindigkeit der Interaktion. Bei der Betrachtung der verschriftlichten Gespräche reduzieren wir die Geschwindigkeit und setzen unsere Überlegungen in einer Form von »Zeitlupe« an. Ich möchte nun den Leser beiderlei Geschlechts auffordern, seine Liebesfähigkeit (Mann, 1999, S. 19), also sein eigenes Begehren zur Verfügung zu stellen. Seien Sie im Freud'schen Sinne der »Nebenmensch«, der sein Unbewusstes zur Verfügung stellt.

Mit der Liebe ist es so wie mit der Wissenschaft – gibt es eine Übertragungsliebe im Behandlungssetting, entspricht sie der wirklichen Liebe im Leben oder ist der wissenschaftliche Blick nicht vielleicht der Blick, mit dem wir unsere Umwelt betrachten (Bergmann, 1999, S. 299f.)? Was lässt uns dann aber von Wissenschaftlichkeit bzw. von Übertragungsliebe sprechen (Mann, 1999, S. 75)?

6.1.2 Auswertung von Liebesbriefen einer Borderline-Patientin

Lieber Hr.

Ich habe keine Ahnung, ob Sie es schon geahnt haben, dass ich Sie meine.
So schwer es mir auch fällt, muss ich es Ihnen endlich irgentwie mitteilen.
Auch wenn ich die Antwort schon weis.
Leider kann ich nichts gegen meine Gefühle machen!
Es ist schon länger so, dass ich für Sie mehr Gefühle habe.
Seither denke ich mir, dass ein Mann wie Sie sicher nichts mit einer so verrückten Frau wie mir etwas zu tun haben will und sicher schon eine Freundin hat!

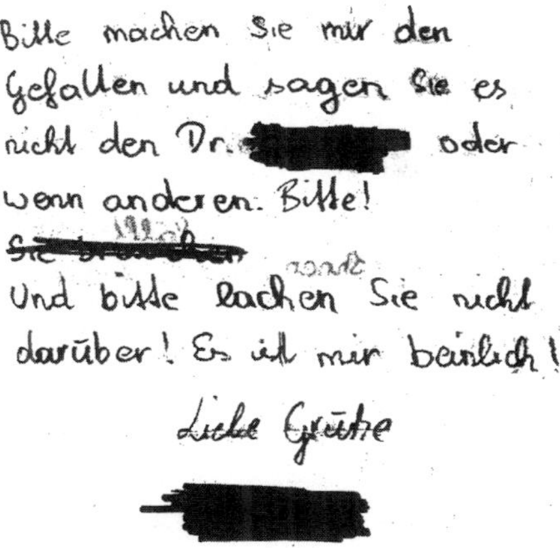

Bitte machen Sie mir den
Gefallen und sagen Sie es
nicht den Dr. [geschwärzt] oder
wenn anderen. Bitte!
~~Sie ...~~
Und bitte lachen Sie nicht
darüber! Es ist mir peinlich!
Liebe Grüße
[geschwärzt]

Brief 1

Lieber Hr. M.

Ich habe keine Ahnung, ob Sie es schon geahnt haben, dass ich Sie meine. So schwer es mir auch fällt, muss ich es Ihnen endlich irgendwie mitteilen.

Hier wird etwas in Worte gefasst, was allen Beteiligten auf der vorbewussten Ebene schon klar war. Es kommt sofort der Gedanke, wovon sollte ich Ahnung haben – und doch habe ich die Ahnung, wer mit »mir« gemeint ist.

Die Schreiberin stellt das Schreiben als etwas dar, das sie große Überwindung kostet, letztlich aber doch zur Realisierung drängt. Wir brauchen nun selbst eine Vorstellung von einer Situation, in der es uns schwerfiele, unsere Gefühle zu äußern. Vermutlich kommt uns diese Szene nicht ins Bewusstsein, aber im Sinne unserer Spiegelneuronen kommt es im Gehirn zum Abfeuern des Areals, in dem diese Gefühlsempfindungen gespeichert sind (Iacoboni, 2009, S. 31, 67; Rizzolatti & Sinigaglia, 2008, S. 127, 130). Wir bekommen etwas, was mit viel Mühe verbunden war. Die Schreiberin hat sich für uns angestrengt, sie musste eine innere Schamabwehr überwinden.

Auch wenn ich die Antwort schon weiß.

Auf der nichtbewussten Ebene scheint es sich um unser Über-Ich zu handeln, das unsere Antwort lenkt. Als Leser möchte man eine Antwort geben, um gegen eine Zurückweisung zu reagieren. Wir würden aus dem Dialog aussteigen, wenn wir die Antwort der Zurückweisung gäben, und somit erhalten wir eine ablehnende Äußerung. Natürlich können wir auch die Deutung versuchen, dass die Schreiberin die erwartete Frustration vorwegnimmt, um sie abzuschwächen. Mir scheint aber in diesem Satz eher das nicht-bewusste Signal zu liegen, den Empfänger dahingehend zu beeinflussen, dass er offen und neugierig bleibt für den kommenden Dialog. Was macht es nun mit uns, dass wir uns innerlich in einem Konflikt befinden? Hätten wir die Möglichkeit einer Spaltung, so könnten wir uns nun in die Liebe stürzen. Aber der andere Impuls scheint schon parat zu stehen, nämlich der des Über-Ich bzw. der von diesem gesteuerte.

> *Leider kann ich nichts gegen meine Gefühle machen!*

Ein Erleben, das uns vertraut ist, Gefühle entziehen sich der bewussten Steuerung. Wir können dem Ansinnen einer Entschuldigung gerne nachkommen, wir entschuldigen uns selbst vor uns. Wir lassen Milde gegenüber unseren nicht kontrollierbaren Gefühlen walten.

> *Es ist schon länger so, dass ich für Sie mehr Gefühle habe.*
>
> *Seither denke ich mir, dass ein Mann wie Sie sicher nichts mit einer so verrückten Frau wie mir etwas zu tun haben will und sicher schon eine Freundin hat. Bitte machen Sie mir den Gefallen und sagen Sie es nicht den Dr. Z. oder wenn anderen. Bitte!*

Im Dialog haben wir nun die Möglichkeit, ablehnend zu sein und die Briefeschreiberin als eine verrückte Person zu sehen oder wohlmeinend zu reagieren und versucht zu sein, ihr eine Beziehung anzubieten oder aber halb abzulehnen, wie es in der Realität passiert ist. Der Praktikant hatte keine Freundin zu diesem Zeitpunkt und war auf der Suche nach einer Beziehung.

Der Dialog beruht auf der eigenen Angst, abgelehnt zu werden. Wir kennen in unserem Leben den Schmerz der Ablehnung. Nun werden wir vor die Wahl gestellt, eine der genannten Positionen zu beziehen. Unser eigenes Vorbewusstes ist in diesem Moment offen für den Schmerz, den wir im Gegenüber auslösen können. Wir verlieren nun auch den institutionellen Schutz und werden aufgefordert, die Verbindung zur Patientin als ein Tabu zu betrachten, sie hat nichts mit der Behandlung zu tun. Wenn ich aber nun »nichts« sage, so scheint doch die Angst in mir aufzukommen, etwas Unrechtes getan zu haben. Nun bekommt die Situation die Qualität eines Missbrauchs und wird mit einem Äußerungsverbot belegt.

Sie brauchen (durchgestrichen)
Und bitte lachen Sie nicht darüber! Es ist mir peinlich!

Es ist uns peinlich, es löst Schamgefühle aus. Wir werden aufgefordert, nicht über uns zu lachen, die Gefühle nicht einfach abzutun, mit Humor zuzudecken.

Liebe Grüße
S.

Die zwei weiteren Briefe spiegeln diese Situation wider. Es geht hier nicht um die wörtlichen Inhalte des Briefes, sondern um das Eindringen des anderen. Wir müssen unser Gegenüber in uns eindringen lassen, um die Spiegelneuronen zum Abfeuern zu bewegen. Nach dem Fraktalitätsprinzip müssten wir nun in den zwei weiteren Briefen den gleichen Inhalt wiederfinden. Oder wie es William Blake so schön ausdrückt: »To see a World in a Grain of Sand […].«

Lieber Hr. [geschwärzt] 2.

Wie schon gesagt, geht es mir ein etwas besser, seid ich es gestern los geworden bin.
Ich habe auch mit meinen besten Freund darüber gesprochen.
Der findet das auch sehr gut, dass ich Ihnen das gesagt habe.
Ich habe Ihn auch gesagt, dass das sicher nicht geht.
Worüber ich auch irgentwo froh bin. Weil ich sowieso Angst habe vor einer Beziehung, weil ich Angst habe, dass ich dan verletzt werde.
Das hört sich vieleicht blöd an, aber es ist so.
Mir war es wichtig, dass ich es los werde.
Denn ich denke mir um so schneller vergehen diese blöden Gefühle.
Wo mein bester Freund sicher recht hat, ist, dass man am besten damit fertig wird, wenn man es der Person mitteilt und man dann auch den Grund von der Person erfährt, warum es nicht geht.
~~Ich denke~~ mir, dass es ist weil ich hir bin und eine Angstörung habe und weil ich nicht hüpsch bin
Als ich Ihnen den Brief geschrieben habe, hatte ich nicht die Hoffnung, dass ich mit Ihnen eine Beziehung habe, denn die will ich gar nicht.
Ich habe zwar Gefühle aber wollte nie eine Beziehung, den Grund habe ich ch schon aufgeschrieben.

Es tut mir auch leid, dass ich
Sie damit belastet habe!
Jedoch weiß ich wirklich nicht
wieso das gerade bei Ihnen
passiert ist.
Ich habe nur noch eine bitte!
Das Sie mir vieleicht den Grund
mitteilen und dann lasse ich
Sie in ruhe!
Ich habe mir vorgenommen,
dass ich Ihnen aus den Weg
gehe.
Mit der Hoffnung, dass die
Gefühle dann schnell verschwinden!
So das war es!

Liebe Grüße [geschwärzt]

Brief 2

> *Lieber Hr. M.!*
>
> *Wie schon gesagt, geht es mir ein (durchgestrichenes Wort) etwas besser, seid ich es gestern losgeworden bin.*

Hier haben wir den Impuls darauf zu antworten: »Ja, es ist gut, dass Sie sich geäußert haben«, und würden es gerne dabei belassen, es soll nicht weiter in uns eindringen. An dieser Stelle können wir noch einen inneren Konflikt abwenden und die Position der Zurückweisung einnehmen, ohne sie selbst aktiv betreiben zu müssen. Wir haben das Gefühl, die Schreiberin meint es gut mit uns, wir fühlen uns sicher.

> *Ich habe auch mit meinen besten Freund darüber gesprochen.*
>
> *Der findet das auch sehr gut, dass ich Ihnen das gesagt habe. Ich habe Ihm auch gesagt, dass das sicher nicht geht.*

Es wird ein Dritter hereingeholt, es wird eine ödipale Situation geschaffen. Die Schreiberin versucht mit der Situation fertigzuwerden. Sie holt sich eine dritte

Position, um vom dualistischen Schmerz befreit zu werden. Dieser dritten Person wird eine Aussage zugeschrieben, der wir uns gerne anschließen. Es kommt zu einer Identifikation mit dieser Person bzw. mit dieser Aussage.

> *Worüber ich auch irgendwo froh bin. Weil ich sowieso Angst habe vor einer Beziehung, weil ich Angst habe, dass ich dann verletzt werde. Das hört sich vielleicht blöd an, aber es ist so.*

Die Patientin wechselt ihre innere Position und kehrt ihre Gefühle der Angst gegenüber einer Beziehung hervor und deutet die kommende Zurückweisung als positives Ereignis. Sie äußert sehr klar, dass eine Zurückweisung sie verletzen würde, womit sie implizit davon ausgeht, dass wir schon eine Beziehung haben und die Zurückweisung innerhalb der Beziehung stattfinden würde.

> *Mir war es wichtig, dass ich es loswerde.*
>
> *Denn ich denke mir umso schneller vergehen diese blöden Gefühle.*

Sie beschreibt ihre inneren Beweggründe, formuliert zugleich eine masochistische Komponente. Sie bezeichnet ihre Gefühle als blöd. Als Leser fühlen wir uns genötigt, gegen diese Entwertung aufzutreten.

> *Wo mein bester Freund sicher recht hat ist, dass man am besten damit fertig wird, wenn man es der Person mitteilt und man dann auch den Grund von der Person erfährt, warum es nicht geht. Ich denke mir, dass es ist weil ich hier bin und eine Angststörung habe und weil ich nicht hüpsch bin. Als ich Ihnen den Brief geschrieben habe, hatte ich nicht die Hoffnung, dass ich mit Ihnen eine Beziehung habe, denn die will ich gar nicht.*

Sie fordert den Leser auf, aktiv in Beziehung zu treten, um ihr die Zurückweisung mitzuteilen. Die Beziehungsgestaltung sollte über die Äußerung der Zurückweisung erfolgen. Die Aufforderung richtet sich darauf, dass das Eingedrungene, das Beziehungsangebot wieder zurückgenommen, aber vom Leser als wertvoll betrachtet und dadurch festgehalten wird.

> *Ich habe zwar Gefühle aber (durchgestrichenes Wort) wollte nie eine Beziehung, (durchgestrichenes Wort) den Grund habe ich eh schon aufgeschrieben.*
>
> *Es tut mir auch leid, dass ich Sie damit belastet habe! Jedoch weiß ich wirklich nicht wieso das gerade bei Ihnen passiert ist.*

Die Worte verführen den Leser zu der Äußerung, dass er etwas Besonderes sei, dass man sich durchaus in ihn verlieben könne. Die Sätze sind wie Wellen, die hin und herwiegen. Wir hätten sofort eine Antwort parat, warum man sich in uns verlieben könnte.

> *Ich habe nur noch eine bitte! Das Sie mir vielleicht den Grund mitteilen und dann lasse ich Sie in ruhe!*

Noch einmal eine explizite Aufforderung, in Beziehung zu treten, halb abgeschwächt durch die Ankündigung, dann Ruhe zu geben. Es wird damit das Über-Ich des Lesers befriedigt, das mit Argusaugen über die Verletzung der Abstinenzregel wacht.

> *Ich habe mir vorgenommen, dass ich Ihnen aus dem Weg gehe.*
> *Mit der Hoffnung, dass die Gefühle dann schnell verschwinden!*
> *So das war es!*
> *Liebe Grüße*
> *S.*

Natürlich denkt der Adressat dieses Briefs immer an diese Worte, wenn er die Patientin in der Abteilung sieht. Sie schreibt ja, dass er die Macht hat, ihr Verhalten zu beeinflussen.

Die Patientin verfasste insgesamt drei Briefe. Nach dem zweiten Brief kam es zu einer Klarstellung bezüglich der Wünsche der Patientin.

Es folgte noch ein dritter Brief, in dem die Intensität des Eindringens zunahm. Betrachten wir nun den Brief in einem Stück und erinnern uns an die Worte von Black.

Lieber Hr. [geschwärzt] **3.**

es tut mir echt leid, dass Ihnen nochmal auf die Nerven gehe.
Jedoch muss ich Ihnen etwas mitteilen.
Ich sagte Ihnen gestern, dass ich Ihnen aus den Weg gehe, so dass
ich alles vergesse.
Das habe ich gestern schon versucht.
Gut es war der erste Tag, da kann sich vielleicht noch nichts
viel ändern.
Ich bin gestern den ganzen nachmittag, traurig und auch etwas
wütend gewesen.
Ich war im Nagelstudio am Nachmittag und dachte bzw. hoffte
ich das mich das Ablenkt!
Leider war es nicht so! Die ganze Zeit mußte ich an Sie denken.
Mit aller Kraft, alles Mögliche versuchte ich, um auf andere Gedanken
zu kommen
Trotz aller Kraft, geling es mir nicht!
~~Es ist~~
So etwas ist mir noch nie paßiert, dass ich so lange an einen
Menschen denken mußte.
Die ganze Zeit, mußte ich daran denken, dass Sie heute den
letzten Tag da sind und dann für vier Wochen weg!
Wenn ich ehrlich bin, ist das doch kein schönes Gefühl.
Die ganze Zeit, stelle ich mir die Frage, wie es wäre, wenn ich keine
Patienten mehr wäre.
Wäre es dann anders?
Dann kommt noch die Frage, haben Sie eigentlich auch ein
bißchen Interresse.
Haben Sie dass mit den das Sie Pfleger sind und ich
Patientin bin als Vorwurf genommen, weil Sie in Wirklichkeit,
an mir überhaupt kein Interresse haben?
Sich denken, alles nur nicht diese Frau!
Wenn nicht, würde ich mich freuen, wenn wir uns einmal Privat

draußen auf einen Kaffee treffen könnte.!
Da würde ich mich echt freuen!
Ich will den Kontakt zu Ihnen nicht ganz verlieren!
Ich bin ja auch nicht ewig Patientin von da!
Würde mich sehr freuen, wenn Sie sich mal bei mir melden würden!
Außer Sie wollen überhaupt nichts mehr von mir wissen!
Tel. [geschwärzt] Tel. [geschwärzt]

Brief 3

Lieber Herr M.!

Es tut mir echt leid, dass ich Ihnen noch mal auf die Nerven gehe. Jedoch muss ich Ihnen etwas mitteilen.

Ich sagte Ihnen gestern, dass ich Ihnen aus dem Weg gehe, so dass ich alles vergesse.

Das habe ich gestern schon versucht.

Gut es war der erste Tag, da kann sich vielleicht noch nicht viel ändern.

Ich bin gestern den ganzen nachmittag, traurig und auch etwas wütend gewesen.

Ich war im Nagelstudio am Nachmittag und dachte bzw. hoffte ich das mich das Ablenkt!

Leider war es nicht so! Die ganze Zeit musste ich an Sie denken. Mit aller Kraft, alles Mögliche versuchte ich, um auf andere Gedanken zu kommen

Trotz aller Kraft geling es mir nicht!

(Es ist – durchgestrichen)

So etwas ist mir noch nie passiert, dass ich so lange an einen Menschen denken musste.

Die ganze Zeit musste ich daran denken, dass Sie heute den letzten Tag da sind und dann für vier Wochen weg!

Wenn ich ehrlich bin, ist das doch kein schönes Gefühl (durchgestrichen). Die ganze Zeit, stelle ich mir die Frage, wie es wäre, wenn ich keine Patientin mehr wäre.

Wäre es dann anders?

Dann kommt noch die Frage, haben Sie eigentlich auch ein bisschen Interesse.

Haben Sie dass mit den dass Sie Pfleger sind und ich Patientin bin als Vorwant genommen, weil Sie in Wirklichkeit an mir überhaupt kein Interesse haben?

Sie denken alles nur nicht diese Frau! Wenn nicht, würde ich mich freuen wenn wir uns einmal Privat draußen auf einen Kaffe treffen könnten! Da würde ich mich echt freuen. Ich will den Kontakt zu Ihnen nicht ganz verlieren! Ich bin ja auch nicht ewig Patientin von da! Würde mich sehr freuen, wenn Sie sich mal bei mir melden würden!

Außer Sie wollen überhaupt nichts mehr von mir wissen!

Tel. .... Tel. ....

S.

Wir wissen nicht die inneren Beweggründe, warum die Patientin den Brief als Ausdrucksform gewählt hat. Schlussendlich ist jeder Brief ein Austausch mit sich selbst, ein verdeckter therapeutischer Dialog (Kächele, 2006, S. 121). In diesen Briefen geht es konkret um zwei Personen, die in ein tiefes Muster von Gefühlen verstrickt sind. Es geht um ein Eindringen und darum, den anderen zu einem Spiel von Befriedigung zu verführen. Es geht um ein Aufdecken von inneren Konflikten, um ein Ausbreiten von Gefühlen, in denen der andere sich widerspiegeln kann. Irgendwo in dieser Gefühlsbreite muss er sich ja wiederfinden.

6.1.3 Briefe der Lust, des Begehrens und der Aggression

Als ein anderes Briefbeispiel möchte ich aus einer Serie von Briefen und Postkarten, die an eine psychiatrische Abteilung gerichtet waren, zwei herausgreifen. Die Diagnose des Verfassers der Briefe würde vermutlich auf eine niedrigere Persönlichkeitsorganisation hindeuten. Seine Briefe spiegeln wenig Verführungskraft für das Gegenüber wider, sie lösen im Leser ganz andere Gefühle aus. Es geht hier um die Verknüpfung von Sexualität und Gewalt. Ich werde bei der Betrachtung der beiden Briefe auf den psychoanalytisch gebräuchlicheren Begriff der Perversion zurückgreifen und auf Begriffe wie Paraphilie (DSM-IV) und Störung der Sexualpräferenz nicht näher eingehen (Berner, 2011, S. 11f.; Berner et al., 2007, S. 5f.).

Die polymorph-perverse kindliche Sexualität, die ein Teil unseres Sexualerlebens darstellt, wird bei der Perversion verstärkt in den Dienst der Aggression gestellt (O.F. Kernberg, 1997, S. 314). Für Meltzer kommt es bei der Entstehung der Perversion zu einer Konfusion aller sexuellen Zonen und somit zu einem Durchdringen von Aggression bei allen Objektbeziehungen (Meltzer, 2007, S. 50f.). Eine Abhängigkeitsbeziehung wird nun zu einer aggressiv-destruktiven Beziehung umgeformt, womit ein perverses Phänomen sichtbar wird (O.F. Kernberg, 2000, S. 310). In der Gegenübertragung lässt sich für Mervin

Glasser genau darstellen, wie die tiefen Verschmelzungswünsche mit der Mutter durch aggressive Trennungsimpulse unter Kontrolle gehalten werden (Berner, 2011, S. 24). Die Perversion dient in diesem Falle der Aufrechterhaltung einer Ich-Struktur und verhindert das Abgleiten in eine psychotische Dekompensation (Morgenthaler, 2011, S. 28f.). In den Briefbeispielen handelt es sich bei den Protagonisten um einen männlichen Darsteller, der sexuell-aggressive Wünsche an Krankenschwestern richtet, die in der Leitung tätig sind. Krankenschwestern stehen in der europäisch-angelsächsischen Kultur als Synonym für Mütterlichkeit und lassen damit alle Verschmelzungsfantasien zu, die zu einer pflegenden Person aufgebaut werden können. Sexualität wird oft als Triumph über die demütigende, versagende Mutter aus der Kindheit erlebt (Stoller, 1998, S. 200f.). Für André Lussier sind die Vorstellungen bei diesen Patienten über die Urszene von äußerstem Sadismus und Masochismus geprägt. Sie können dabei auch nicht unterscheiden, wer der Aggressor und wer das Opfer ist. Sie pendeln in der Identifikation zwischen Vater und Mutter bzw. zwischen Täter und Opfer (O. F. Kernberg, 2000, S. 311).

Im ersten Teil des Textes erlebt der Patient sich in der Rolle eines »Irrenwärters«, er entwickelt Fantasien über die Begierden der Frauen und die gelebte Sexualität in der Nacht. Es handelt sich hier um polymorph-perverse Fantasien, die ein Kind hat, wenn es Gedanken über die Sexualität der Eltern entwickelt. Eine Fantasie von Reibung und der mechanischen Energie, die dabei entsteht, und von der Dauer und der Tiefe des Eindringens. Die Entwertung bzw. die Abspaltung der Sexualität von Liebe kommt auch durch die Formulierung »begatten« zum Ausdruck.

Elegie eines (gefeuerten) Irrenwärters:
.. Es sprach der (einstige) Irrenwärter – Nil:
.. Nachts begatten »wir – Wärter« die
(stets)
»paarungsheißen – Krankenschwestern«
Oft – tief – und viel!!! Bis erglühte
jeder Penisstiel! (Ja-Penisstiel)!
.. Herrlich wars, auf »Baum=
Gartens Höhe« Dienst zu
Machen; man konnte da

Elegie eines (gefeuerten) Irrenwärters:
.. Es sprach der (einstige) Irrenwärter-Nil:
.. Nachts begatteten "wir-Wärter" die (stets)
"paarungsheißen-Krankenschwestern"
oft-tief-und viel!!! Bis erglühte
jeder Penisstiel! (ja-Penis stiel)!
.. Herrlich war's, auf "Baum=
gartens-Höhe" Dienst zu
machen; man konnte da
(wie ein Scheich) harems=
artig, viele-Kolleginnen
sexhaft niedermachen!!
.. Ja; damals tat mir (dem
Wärter Nil) das Herz und-
der Libido noch lachen!!!
.. inzwischen tu aus lauter Paarungs=
frust, ich moralisch-niederkrachen!
.. Ach-wäre ich nur-wieder im Freudenhause-
v. Baumgartner-Höhe (♥)... oh-jööö!

Brief 4

Bei der beschriebenen Anlage handelt es sich um einen großen Komplex von mehr als 30 Gebäuden, der von einer Backsteinmauer umgeben ist. Es ist ein in sich geschlossener Mikrokosmos, der in unbewussten anal-sadistischen Fantasien als Verdauungstrakt gesehen werden mag, so wie es die Darstellungen im Werk des Marquis de Sade zeigen (Chasseguet-Smirgel, 1981, S. 247). In seinem Text *Die 120 Tage von Sodom* tauschen Opfer und Henker immer wieder ihre Rollen.

> *(wie ein Scheich) harems=*
> *artig, viele – Kolleginnen*
> *sexhaft niedermachen!!*

Hier verbindet der Patient seine sexuellen Wünsche mit dem »Niedermachen«, seine Lust ist an die Zerstörung und an das Besitzen von Frauen gebunden. Das Narzisstische und die Vorstellung von Größe ist abhängig vom Besitz (»harems-artig«), wobei die Verbindung der Aggression im Kleinermachen bzw. verknüpft mit »erniedrigen« im Vordergrund steht.

.. Ja; damals tat mir (dem
Wärter Nil) das Herz und –
der Libido noch lachen!!!
.. inzwischen tu aus lauter Paarungs=
frust, ich moralisch – niederkrachen!
.. Ach-wäre ich nur – wieder im Freudenhause-
v. Baumgartener – Höhe (M) ... oh-jööl!
... Versäumtes – Paradieserlebnis ...

Er wechselt nun in eine sich selbst bemitleidende masochistische Position und träumt von fantasierten Möglichkeiten, wenn er ein »Irrenwärter« gewesen wäre. Es kommt auch der Wunsch nach Familie zum Tragen, die als Krankenhaus dargestellt wird, und damit der Wunsch, das vermeintlich Versäumte aus der Kindheit nachzuholen.

Als ich vor geraumer Zeit (als MGM-
Maler) beim »Pavillon 18« jobbte; mein
»Libido – und jedes meiner Hormone«
Voller Begierde – und Lust tobte!!!

Hier kommt es auch wieder zu einer Identifikation mit dem »Vater«, den er als Maler darstellt bzw. als Angestellten des Krankenhauses. Er verknüpft in seinen Fantasien dabei die Worte »Begierde«, »Lust« und »Toben«, die wiederum mit Arbeit in Verbindung gebracht werden.

.. Besonders die »rothaarige Oberschwester« und
Ihre »Blond-pagenköpfige Kollegin« hätte ich
gerne genossen u. u. a.: oralisiert!

In dieser Textpassage sieht man, wie sich auf der polymorph-perversen Ebene die sexuellen Wünsche mit den oralen Fantasien verbinden. Das Füttern und Gefüttertwerden steht im Zentrum der Gedanken und Wünsche. Hier kommt es zu einem Verschmelzen von präödipalen und ödipalen Beziehungswünschen, wobei die präödipalen im Vordergrund stehen (O. F. Kernberg, 2000, S. 334).

Doch leider
war zu feige ich und verwirrt!!! Deshalb
habe ich mich – nicht – in sie ergossen ...

Der weibliche Körper wird als Gefäß gedacht, in das man etwas hineingießen sollte, wobei diese Vorstellung von Aggression durchzogen ist. Wenn der Schreiber nicht feige und verwirrt gewesen wäre, dann könnte er die Frauen oralisieren bzw. füttern.

»Welche« von den flotten – und
Heiß-erotischen Krankenschwestern, auf
»Pavillon 18« läd »mich« zum Faschings=
Tanze ein?
.. Nachts; wenn die Narren schlafen,
spränge ich auch, für Ihre-Gatten
ein! Oja das wäre fein ...

Hier kommt die Urszene zum Ausdruck; der »Sohn« würde den Vater ersetzen. Die Kinder sind die »Narren«, die von der Sexualität nichts mitbekommen und ausgeschlossen sind.

Welche von den »Sisters« lässt mich
(also) an sie (ja sie) ran-und rein! Lustvoll dränge ich
in sie (ja Sie) ein (...) u.
rein!

Hier kommt es zum Verleugnen der Inzestschranke, zum Wunsch, an die Schwester heranzudrängen und in sie einzudringen (O. F. Kernberg, 2000, S. 328). Das Drängende vermittelt auch den Wunsch, das Innere zu zerstören, einen Neid auf das »Weibliche« in der Schwester zu haben (Wurmser, 2008, S. 198).

Mit freundlichen- u. sexuelle erregten Gruße;
Verbleibe ich (bis zum Erguße) Ihr (?)

In einem weiteren Brief sehen wir die Oszillation zwischen sadistischen und masochistischen Elementen. Die sexuell potenten Männer bzw. diese inneren Anteile werden als »Neger-Dealer« bezeichnet und müssen von den Polizisten gefangengenommen werden. Wenn die Sexualität weggesperrt ist, bleiben nur mehr die Anteile eines »Psychokrüppels«, der von den Frauen abgelehnt wird.

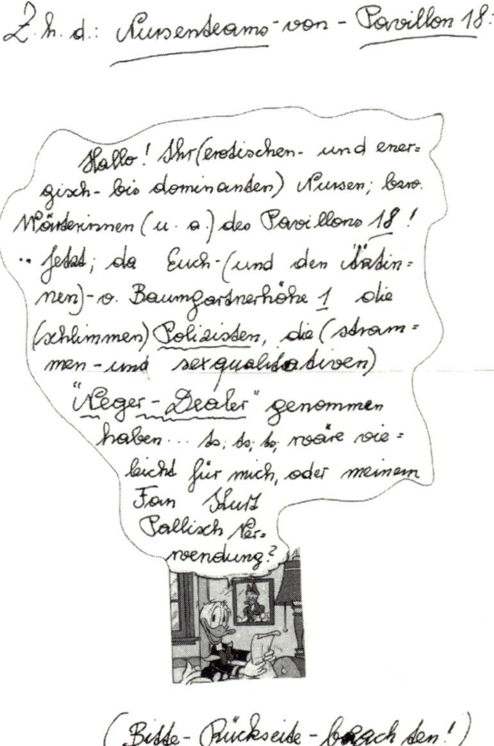

Z. h. d.: Nursenteams-von-Pavillon 18:

Hallo! Ihr (erotischen- und ener=
gisch- bis dominanten) Nursen; bzw.
Wärterinnen (u. a.) des Pavillons 18!
.. Jetzt; da Euch-(und den Ärztin=
nen)-v. Baumgartnerhöhe 1 die
(schlimmen) Polizisten, die (stram=
men- und sexqualitativen)
"Neger-Dealer" genommen
haben... so; so; so; wäre vie=
leicht für mich, oder meinem
Fan Shut
Pallisch Ver=
wendung?

(Bitte-Rückseite-beachten!)

Z. h. d.: Nursenteams – von Pavillon 18:
Hallo! Ihr (erotischen- und ener=
gisch – bis dominanten) Nursen; bzw.
Wärterinnen (u. a.) des Pavillons 18!
.. Jetzt; da Euch- (und den Ärztin=
nen)-v. Baumgartnerhöhe 1 die
(schlimmen) Polizisten, die (stram=

men – und sexqualitativen)
»Neger-Dealer« genommen
haben … ts; ts; ts; wäre vie=
leicht für mich, oder meinem
Fan K. P. Verwendung?
(Bitte – Rückseite – beachten!)

Donald ist-doch-ein Trottel! Was
sollen den die (lebenstüchtigen-
und fuckqualifizierten - wie
sexbesessenen) "Wärterinnen; bzw.
Nursen" mit einer Comicfigur
oder einem (abartigen)
Psychoknüppel an=
fangen ?!

Oder...

..Nun? Werte Nursen o. Pavillon 18!
Hat diese-Comic dame-recht ???

Brief 5

Donald ist – doch – ein Trottel! Was
sollen den die (lebenstüchtigen-
und fuckqualifizierten – wie
sexbesessenen) »Wärterinnen; bzw.

Nursen« mit einer Comicfigur
Oder einem (abartigen)
Psychokrüppel an=
fangen?!
Oder …
Nun? Werte »Nursen v. Pavillon 18«!
Hat diese – Comicdame – recht???

Es gibt noch weitere sehr aufwendig mit Comicbildern gestaltete Briefe und Postkarten, deren Inhalt sich meist um sexuelle Themen dreht. Ein Brief handelt von politischen Themen wie dem Russlandangriff und einem Überfall von Alienflugmaschinen.

Das sexuelle Begehren steht im Zentrum der Briefe. Das Gegenüber wird nur unklar herausgearbeitet und mit sexuellen Wünschen bedrängt. Otto F. Kernberg geht von einer polymorph-perversen infantilen Sexualität aus, die in jeder Liebesbeziehung vorkommen sollte. Wenn nur die genitale Sexualität vorliegt, spricht er von einer neurotisch gestörten bzw. gehemmten Sexualität (O. F. Kernberg, 2000, S. 334f.). Perversion kommt in allen Persönlichkeitsorganisationen vor, der Schweregrad der Perversion, die bis zum Tötungsdelikt führen kann, beruht auf der Störung der Persönlichkeitsorganisation.

In der psychoanalytischen Literatur finden sich unterschiedliche Überlegungen zum Thema der Perversion und den damit verbundenen Konzepten. Wenn wir die unterschiedlichen Denküberlegungen verknüpfen, so können wir nur den Schluss ziehen, dass das Auftreten von Perversionssymptomen alle Erlebensstrukturen durchzieht und nur im Kontext der Persönlichkeitsorganisation verstanden werden kann (O. F. Kernberg 2000, S. 332).

Chasseguet-Smirgel geht davon aus, dass wir ein universelles Potenzial zur Regression auf die anal-sadistische Phase in uns tragen. Wir durchlaufen diese Entwicklungsphase, um zur genitalen Sexualität zu kommen, wobei immer ein Regressionsdrang in unserem Lustempfinden vorhanden bleibt (ebd., S. 328).

Die meisten Leser dieser sexualisierten Briefe reagierten mit Ablehnung und Gefühlen von Ekel. Diese scheinen auf einer Abwehr von Angst zu beruhen. Die Briefe berühren unsere abgewehrten sadistischen und aggressiven Gefühle. Wir sind ja von der Aufgabe getragen, unsere Aggression zu zähmen bzw. sie zu verlernen und zugleich unsere Affekte zu tolerieren (Fonagy & Luyten, 2011, S. 908).

6.2 Auswertung der Interviews mit Borderlinern

6.2.1 Theoretische Einbettung

Das Phänomen der Projektiven Identifizierung erschließt sich uns nicht in den einzelnen Sätzen, sondern eröffnet sich uns erst im Verstehen eines Prozesses und nur durch die Differenz, die sich aus den drei Protokollen herausschält; es lässt sich erahnen, wie dieser Abwehrmechanismus entsteht. Wenn wir den einzelnen Satz fokussieren, entzieht sich uns die Szene als prozesshaftes Geschehen bzw. bleibt eine Struktur, bei der die Mimik und Gestik fehlt, die erst im Gesamtkonzept ersichtlich wird. Anders formuliert: Nicht die Noten lassen uns ein Lied hören, sondern die Gesamtheit des Spiels lässt uns die Musik hören und versetzt uns damit in eine Stimmung, die von der Musik erzeugt wird. Erst wenn wir die Musik in uns eindringen lassen, werden wir von ihr infiziert und liefern uns dieser Stimmung aus. Im Sprechen und der Rollenübernahme im Sinne von Alfred Lorenzers Enactments entsteht eine Verwobenheit hin zur Musik (Buchholz, 2007, S. 9).

Was alle drei Protokolle verbindet, ist die Paradoxie des Wechsels der Positionen von Täter und Opfer und das damit verbundene Gefühlserleben. Diese Täter-Opfer-Metapher entreißt die psychische Dynamik dem Unbewussten und damit dem affektiven Ausgeliefertsein und macht es für den Therapeuten und Patienten besprech- und integrierbar (Buchholz, 2007, S. 555). Die Analyse der Transkripte ist wiederum voll von Metaphern, die uns ein Verstehen des Nicht-Sprachlichen ermöglichen. Es verbindet sich in der Analyse bzw. auf der Suche nach Metaphern, die in einem von zwei Personen inszenierten »musikalischen« Stück zu finden sind, der sprachliche Ausdruck mit dem melodischen Rhythmus, der in einem Resonanzraum eingebettet ist. Wenn wir bei obiger Musikmetapher bleiben, so können wir festhalten, dass sich einzelne Textbausteine vielfach wiederfinden lassen, genauso wie sich Noten wiederholen.

Die Zusammenfassung ist ein Versuch, das Melodische einer Begegnung zu beschreiben, und die Textanalyse ist das Hinschauen auf die einzelnen Noten. Nur die Gesamtheit lässt uns »hören« bzw. etwas nachspielen (Buchholz & Gödde, 2013, S. 870). Wenn wir unseren Gedanken weiterverfolgen, so würde es, um eine Oper zu hören, vonnöten sein, alle Protokolle einer Psychotherapie zu lesen und über den Gesamteindruck dann das Werk zu verstehen. Ich habe hier drei Ouvertüren bzw. Arien aus drei Werken ausgewählt und sie nebeneinandergelegt, um eine Idee von der Unterschiedlichkeit dreier Opern bzw. ihrer musikalischen Stränge zu bekommen. Jede Ouvertüre und Arie enthält eine musikalische Grundstruktur, die das Werk wie ein roter Faden durchzieht und sich immer wiederholt.

6.2.2 Resultate im Überblick

Die drei Protokolle wurden von mehreren Transkripten nach dem diagnostischen Kriterium der Persönlichkeitspathologie auf unterschiedlichen Strukturniveaus und aus verschiedenen zeitlichen Perioden der Therapie ausgewählt. Das erste Gesprächsprotokoll zeigt eine Patientin, die ihren Dialog auf einem neurotischen Strukturniveau entfaltet. Die Persönlichkeitsstörung bewegt sich auf einem hohen Niveau in »vermeidender« Problematik, die sich bereits in der Länge des Protokolls widerspiegelt, wobei schon aus der Fülle der Erzählung rückgeschlossen werden kann, wie wenig der Therapeut zu Wort gekommen ist (Caligor et al., 2010, S. 23; O.F. Kernberg et al., 2001, S. 51). Die Position des Dritten bleibt stärker erhalten und auch die Erotik entfaltet sich intensiver als in den beiden anderen Protokollen, in denen sie auf einem niedrigeren Borderline-Niveau dem Phänomen der Aggression in der Sitzung zuzuordnen ist und schließlich zu einem Thema der Homosexualität wird. Im zweiten und dritten Protokoll kommt es zu einer Verdichtung der Gefühle, wobei der Therapeut versucht, stärker affektregulierend und modulierend einzugreifen.

Das erste Gesprächsprotokoll zeigt einen Dialog auf einem neurotischen Strukturniveau. Die unterschiedlichsten Phänomene von Resonanzen kommen zum Tragen. Es zeigt uns die Balance des Beziehungsgleichgewichtes und das rhythmische Verwobensein zweier Gesprächspartner, indem es zu einem Entfalten und anschließendem Rückzug von Liebe und Begehren kommt (Buchholz & Gödde, 2013, S. 870).

Im nächsten Protokoll lassen sich die Gefühle bzw. die daraus resultierenden Konsequenzen gut erkennen. Es kommt ebenfalls zu rhythmischen Resonanzen im Hinauf- und Hinunterregulieren von Affekten in der Sitzung. Jeder Regulierungsphase folgt eine Verstärkung der Affekte und somit ein Angriff auf die Beziehung. Wir können hier denselben Rhythmus beobachten wie im vorigen Protokoll, nur die Intensität der Affekte und die damit verbundenen Regulierungen entbehren im weitesten Sinne eines Ambivalenzraumes. Die Möglichkeit eines rettenden Raumes, in dem eine Form von Mentalisierung möglich ist, wird immer geringer.

Die letztgewählte Sitzung markiert die Zuspitzung einer in die Psychose abgleitenden Ich-Struktur bzw. das Auflösen von Ich-Grenzen. Es kommt zu einer Gleichsetzung von Patient und Therapeut. Der Patient entwickelt eine Intoleranz gegenüber alternativen Perspektiven bzw. eine Unmöglichkeit des »having the other's mind in mind« (Schultz-Venrath, 2013, S. 98; Buchholz & Gödde, 2013, S. 868).

Im Gegensatz zu den Briefen entfalten sich in den Gesprächsprotokollen die Phänomene von Schuldgefühlen, Freude, Verführung und den daraus resultierenden Reaktionen erst in einem Prozess der Verwobenheit. Das Eindringen in den Therapeuten erfolgt durch dessen Entgegenbringen einer aufnehmenden Haltung. Anhand der Resonanz des Therapeuten erkennen wir erst die »Wucht« des Eindringens oder die »Macht« der Lähmung. Die Subtilität der Gefühlsentfaltung und der Verdeckung verändert sich in den drei Protokollen bis hin zu offener archaischer Aggression, die sich frei von jeder Sublimierung ihre Bahnen schafft.

Das Phänomen der Verführung drückt sich im ersten Gesprächsprotokoll stärker aus und wandelt sich in den beiden anderen Protokollen zu Aggression und Ablehnung. Die Fragestellung der Verführung lässt sich nun differenzierter beantworten, da sie doch an eine neurotische Struktur gebunden sein muss; je weiter sie ins Psychotische weist, desto eher wechseln die Gefühle des Patienten und Therapeuten zu Angst bzw. der damit verbundenen Aggression.

Anhand der Transkripte werden einige sich wiederholende Muster erkennbar. Ich wähle vier aus und werde in den folgenden Kapiteln einige Therapiepassagen erläuternd wiedergeben.

6.2.3 Annäherung an den Therapeuten

Der erste Punkt, der für unser Verstehen von Bedeutung ist, spiegelt sich in den unterschiedlichen Formen der Annäherung und den damit verbundenen Wünschen an den Therapeuten wider.

Je stärker sich das Gespräch auf einem höheren strukturellen Niveau entfaltet, desto mehr werden Formen von Abstraktion erkennbar, und je weiter wir auf ein »niederes« Niveau der Persönlichkeitsstörung kommen, umso konkretistischer und auch klarer werden die Erwartungen an den Therapeuten herangetragen. Die Gefühle werden immer stärker von den Ambivalenzen und von einer flexiblen Handhabung zu einer starren, von Aggressionen durchzogenen Klarheit geformt, obwohl es um einen gegenteiligen Affekt geht.

Aus dem Interview I. C. lässt sich folgende Passage für diesen Sachverhalt heranziehen:

A: Weiß ich nicht, er war heut schon so; ich mein, er is' irrsinnig nett g'wesen
B: Ja

A: Obwohl am Anfang hab ich ihn irgendwie eher als streng und, weiß ich nicht, grantig blickenden Typen in Erinnerung g'habt, aber am Telefon gestern und heute war er wirklich nett und so, nur, halt, hat er immer im Stress, so, so stressig g'wirkt, und das macht mich auch nervös

B: Ja

A: Ja

Es geht hier um einen Lehrer, der für den Dialog zwischen Patientin und Therapeut steht. Sie kann dem Therapeuten in dieser Form ihre Gefühle darlegen, ohne dass der Therapeut explizit dazu Stellung nehmen muss. Es entfaltet sich ein Liebesspiel in der Therapie, bei dem in dieser Annäherungsphase niemand beschämt wird. Es lässt sich auf die bewusste Ebene stellen, wenn der Therapeut das Gefühl von Neid auf den Lehrer verspürt. Damit haben wir auch die Konstellation auf einer ödipalen Ebene, wo ein Dritter eingeführt wird, zu dem man sich flüchten kann, wenn der andere einen ablehnt. Es lässt sich eindeutig eine Annäherung auf einem neurotischen Niveau erkennen.

Bei unserem weiteren Beispiel haben wir ebenfalls noch eine Dreiecksstruktur, die sich aber in einer anderen Bedeutung darstellt. Es ist eine Annäherung über die Ablehnung.

Aus dem Interview M. S. lässt sich folgende Passage für diesen Sachverhalt heranziehen:

B: Ein Stück Sicherheit für Sie

A: (Bestimmt) Ja, ja, (leiser) schon ja, tja (5), sonst hat sich eigentlich nichts geändert, größer, mmh, nja, was mich gewundert hat beim letzten Mal hab ich ja eigentlich, dacht ich zumindest, dass ich zu verstehen gegeben hab', dass ma die Therapie halt net so g'fällt oder so und ja, und wollt' halt irgendwie net, aber irgendwie ich komm irgendwie net weiter, mmh, ja, ja

B: Mhm, inwiefern nicht weiter, was wäre Ihr Wunsch fürs Weiterkommen?

A: Aah, dass ma definitiv klärt, wie's weitergeht mit der Therapieform und aah und ob des nur, wie gsagt, ob des nur so geht oder ich weiß es auch net, aber, ich häng' halt in der Luft und, was mir letschtes Mal gar net gefallen hat, so ich hab' mehr oder weniger zu verstehen geb'n, ich mag' nimmer quasi na und @ des war irgendwie so überfahre so, mir müsse Sie hier steh' lasse und nächschte Woche komme Se dran, so, das is genau so, wie wenn ich sag' zu meinem Mann, o. k. ich lass mich scheiden, ich will nimmer, und er sagt, ob ma net nächschte Woche Kaffee trinke zusammen oder so, na;

die Erfahrung war einerseits witzig, andererseits mmh, ja, total, das war so ein übergange eigentlich, nicht zugehört, ja

Die Patientin greift die Beziehung zum Therapeuten an und stellt die »Technik-Frage« dazwischen. Es geht hier nicht um eine Beziehung, sondern um eine Frage der Technik. Sie beschreibt es sehr konkret als Scheidung, so als müsste sie sich zwischen ihrem Mann und dem Therapeuten entscheiden, wenn sie die Vorstellung von Sicherheit zulassen würde.

Im dritten Bespiel geht es sehr konkret um die Zuschreibung des Wunsches einer Trennung an den Therapeuten. Er wird als Wunsch des Therapeuten formuliert. Und das mit einer massiven Aggressivität, die damit auch dem Therapeuten zugeschrieben wird.

Aus dem Interview W.A. lässt sich folgende Passage für diesen Sachverhalt heranziehen:

K: Na, es is' manchmal gut, wenn ma schooaf ist. Chili con carne, Chili is a schoaf. Chili – Schärfe mit Herz. Verstehns des?
TH: Na, mit Ihrer Frau, Exfrau hat das bisher große Probleme gegeben.
K: Nein *(Ja)* Wir sind noch nicht geschiedn, aber Sie (!) wolln uns scheiden lossn, (-) aus finanziellen Gründen.

Hier ist die Annäherung sehr klar als Vorwurf gegen einen aktiven Täter gerichtet, der die Beziehung zerstören möchte. Die Annäherung an den Therapeuten ist ebenfalls sehr intensiv, sodass es zu einem Zurückweichen des Therapeuten kommt bzw. zum Versuch, die emotionale aggressive Stimmung, die in der Begegnung vorherrscht, herunterzuregulieren.

Hier haben wir drei unterschiedliche Annäherungsversuche an den Therapeuten und drei verschiedene Strategien im Umgang mit Wünschen ihm gegenüber. Im vorletzten Gesprächsprotokoll geht es um den Vorwurf an den Therapeuten, dass er keine emotionale Investition in die Beziehung tätigt; im letzten Beispiel könnten wir es bereits als wahnhaft ansehen, wenn der Patient dem Therapeuten zuschreibt, in einer aktiven Rolle die Scheidung von seiner Frau zu betreiben.

6.2.4 Eindringen in die Persönlichkeit des Therapeuten

Das Eindringen bedeutet, den Therapeuten mit Gefühlen zu infizieren, ihn als Container zu gebrauchen oder ein vertrautes Beziehungsmuster herzustellen. In unserer ersten Geschichte lässt der Patient beiden Gesprächspartnern einen Spielraum der Gefühle, da alles über eine dritte Person abgehandelt wird.

Aus dem Interview I.C. lässt sich folgende Passage für diesen Sachverhalt heranziehen:

B: Jedenfalls scheint er das weiter zu genießen, diese Wertvorstellungen, einen anderen einzukleiden.

A: Ja, und er hat zu mir gsagt, ja, er wird das jetzt so machen, wir wer'n jetzt jede Woche, wie hat er gsagt, jeden Monat zweimal einkaufen geh'n. Und womit soll ich'n das zahlen? @ Nein, wir müssen zweimal neue Kleidung kaufen. Ich kann nicht zweimal im Monat neues G'wand kaufen gehen. Oja, das muss sein, und wir müssen mich ganz neu einkleiden und so, na, super, kann ich mich auf was freuen. Dass genau ich so einen Freund erwisch, der gern einkaufen geht @, ja.

Die Patientin spricht von ihrer Angst, sich einmal in der Woche für den Therapeuten einkleiden zu müssen, für ihren Freund sei das nur alle zwei Wochen der Fall. Sie entwickelt auch die Fantasie, dass der Therapeut sie einmal in der Woche einkleidet und bestimmen darf, was sie anzieht. Der Therapeut formuliert es ja als Genuss, wenn man sein Gegenüber einkleiden darf. Das Unbewusste bahnt sich zwischen der Patientin und dem Therapeuten seinen Weg und wird zu einem gemeinsamen Unbewussten, das über einen Dritten abgehandelt wird.

Im zweiten Protokoll wird die emotionale Berührtheit des Therapeuten durch das Abwehren des Eindringens verdeutlicht.

B: Ich unterstütze Sie nicht bei dem Thema?

A: (lauter) (), weil wie gsagt, ich mach ja die Therapie mehr oder weniger allein un, un, und, (weinerlich) ich weiß nischt.

Die Angst im Therapeuten ist zu groß, um die Bedürftigkeit der Patientin zu benennen. Sie fordert von ihm Zuwendung, indem sie die Beziehung angreift und ihm vermitteln möchte, sie brauche ihn nicht. Er kann keine wohlwollende Mutter sein und verbleibt in masochistischer Haltung, die er benennt. Als weiterer Projektionsversuch wird von ihm eine dritte Person hereingeholt.

Aus dem Interview M.S. lässt sich folgende Passage für diesen Sachverhalt heranziehen:

B: Ihr Gedanke is, Sie könnt'n mich ja mit einer weißen Wand auswechseln.
A: Pff, ja, so jetzt net wirklich, aber, mmh, aah, @ ja, na, zu viele Filme geguckt, wo des halt ganz anders gemacht wird.
B: Wo die Therapien anders gemacht werden.
A: @ ja
B: Jedenfalls ist Ihnen das letzte Mal der Dr.() eingefallen, der ja auch vieles probiert

Es geht hier mehr um ein Probieren als darum, sich stärker emotional einzulassen, was auf die Angst im Therapeuten rückschließen lässt und somit auf etwas »Ausgelagertes« hinweist.

Im dritten Beispiel sehen wir die Wünsche sehr konkret und bar jeder Verkleidung. Der Patient fordert sein Bedürfnis stark auf der Handlungsebene ein.

Aus dem Interview W. A. lässt sich folgende Passage für diesen Sachverhalt heranziehen:

K: @ JA Ja, ich bin nämlich der Spritzer. Spritzig. Abspritzen ist schön, () .hhh (-) hab' ich schon länger nicht gemacht. (-) Sie versteh'n, was ich meine?
Th: Das Thema hat Sie ja schon einmal beschäftigt, dass Sie keine Sexualität leben.
K: *Ja.* Ich lebe sehr wohl Sexualität, aber nicht bis zum Orgasmus. (5) Gebn Sie mir die Hände, die Hände, bitte, nur die Hände hineinlegen. *Ja.* Berühr'n Sie mich mit einer Hand. () Nur die Fingerspitzen.

Hier ist der Versuch des Therapeuten, die vorherrschenden Gefühle zu abstrahieren bzw. zu mentalisieren, um von der Handlungsebene wegzukommen, da es ja auch um die unbewussten homosexuellen Anteile im Behandler geht. Dieser Versuch ist vermutlich durch die Angst im Therapeuten hervorgerufen, der entsprechend die Emotionen herunterregulieren möchte.

6.2.5 Ausdruck innerer Leere

Das Empfinden der inneren Leere kann in unserer ersten Fallgeschichte deutlich zum Ausdruck gebracht werden, da die Möglichkeit gegeben ist, es anhand eines Gegenübers in einer konkreten Szene zu schildern. Gleichzeitig wird auch die Leere des Freundes in dem Gedanken mitgedacht und es werden die möglichen Ursachen dieser Leere angedeutet, die in der Beziehung ihres Freundes zu seiner Mutter liegen könnten, die unfähig war, ihren Sohn mit echten Gefühlen zu konfrontieren.

Aus dem Interview I.C. lässt sich folgende Passage für diesen Sachverhalt heranziehen:

A: Seine Mutter tut halt dann so. So, pfau, echt, das ist ja total toll und so; und ich denk ma, die interessiert sich genauso wenig dafür wie ich.

B: Da wird ihm doch eine sehr unrealistische Welt vorgegaukelt. Und damit die wahren Gefühle, die in dem Moment sein Gegenüber empfindet, vorenthalten. Im Großen und Ganzen wird er belogen. Und es fällt ihm vermutlich sehr schwer zu empfinden, wie geht's dem Gegenüber wirklich, und das wär doch sehr wichtig der Beziehungspartnerin gegenüber, wie's Ihnen geht eben, was Sie empfinden oder Sie beschäftigt oder bewegt oder Sie am Auto nicht so bewegt.

A: Ich glaub teilweise, ich kann das nicht; manchmal kommt er ma so unsensibel und gefühlskalt vor mit den Aussagen, was er macht.

Die Patientin kann sehr klar ihre gespürte Einsamkeit der vermeintlichen Gefühlskälte des anderen zuschreiben. Was sie aber nicht im Erleben in der Situation mit dem Therapeuten klären kann, ist, inwieweit sie sich von diesem nicht verstanden fühlt und eine innere Leere in der Therapie erlebt.

In unserer zweiten Geschichte kann die Patientin ihre Gefühle klar in ihrer Gegenteiligkeit benennen und in der Therapie sehr vehement beim Therapeuten verorten.

Aus dem Interview M.S. lässt sich folgende Passage für diesen Sachverhalt heranziehen:

A: (Sehr bestimmt) Ja, ja, is' richtig, ich mein wie gsagt, ich bin keine Therapeutin, aber mhm, ach Gott, ich weiß es nicht, wenn, wie gsagt, mei Idee falsch ist, dann sagen Se halt, o.k., die Therapie müsse ma so fortsetze, weil das so und so gut is oder irgendwas, irgendwas, aber net nichts. (lauter) Ach, das erinnert mich so an die *Unendliche Geschichte* das Nichts, echt @, (Hustet), ja, das is also.

B: Das hier ist auch so, wie wenn Nichts is.

A: Bitte?

B: So nichts ist wie in der *Unendlichen Geschichte*

A: (Laut und Bestimmt) Ja, ja, wenn ma sich net irgendwo festhalte kann oder so, nichts.

Das Gefühl der inneren Leere wird hier klar als »Nichts« formuliert und zeigt die Problematik vor dem Auflösen des eigenen Selbst. Das Nichts bewirkt einen inneren Zustand der Auflösung, der in eine Psychose führen kann. Bei unserer letzten Fallgeschichte sind wir der Auflösung bzw. der Psychose bereits sehr nahe.

Aus dem Interview W. A. lässt sich folgende Passage für diesen Sachverhalt heranziehen:

K: Arschloch (-) Drecksau – Ich werde ihn verklagen wegen Mordversuchs
Th: Mmmh
K: pt An einem Juden. Das geht ihn gar nichts an, dass ich gar keiner bin. Außerdem ist es egal, ob man einen Juden oder Nichtjuden ermordet in Österreich. *(Ja)* Wasser, bitte, Wasser. Kennen Sie das vom Falco?

Der Patient wechselt häufig die Themen, die ihn überfluten, und die Fähigkeit, dem Therapeuten ein eigenes Selbst zuzuschreiben, löst sich auf. Er gebraucht den Therapeuten als Hilfs-Ich. Er soll die zersplitterte Funktion eines verlängerten Armes übernehmen, der ihm Wasser reichen sollte oder, wieder getrennt von ihm, nicht das Wasser reichen kann. Die Szene wird von der ihn überflutenden Aggression bestimmt.

Die drei Protokolle zeigen aus makroskopischer Perspektive die gleiche psychodynamische Struktur bei den hier ausgewählten Themen. Unter Einnahme eines mikroskopischen Blickwinkels sehen wir die Differenz auf der ich-strukturellen Ebene der Patienten und in dem sich darin entwickelnden Dialog.

Was alle drei Geschichten verbindet, ist das Entfalten des Schmerzes über das »Nichtverstandenwerden« und die teilweise emotionale Abwesenheit der wichtigsten Bezugspersonen in ihrer Lebensgeschichte, in der Therapie.

6.2.6 Gewalt und Kontrolle

Nachdem der Patient in den Therapeuten eingedrungen ist, geht es darum, die in ihm hervorgerufenen Teile bzw. Gefühle unter Kontrolle zu bringen. In unserem ersten Beispiel fühlt sich der Therapeut in die Rolle des Täters gedrängt. Wir haben ja bereits vorher schon festgehalten, dass die Rolle des »Lehrers« als Synonym für den Therapeuten gesehen werden kann.

Aus dem Interview I. C. lässt sich folgende Passage für diesen Sachverhalt heranziehen:

B: Also, immerhin scheint er Ihnen einen Fahrplan vorgegeben zu haben mit den zwei Kapiteln.

A: Ja, so ein bisschen, aber, (lauter) das is ja die Frage, ob er glaubwürdig ist oder nicht. Ich mein, ich glaub nicht, dass er mich bewusst anlügt, das glaub ich nicht, dass er mir da einen Scheiß erzählt, aha, die wird schaun bei der Matura, so verschwörungsmäßig glaub ich das nicht, aber, ich mein, was ich glaub, dass er irgendwas sagt, aber das dann vergisst.

B: Mhm

Der Therapeut beginnt, den Lehrer zu verteidigen, er wehrt sich bereits gegen die Entwertung, die ohne die Symbolisierung direkt auf ihn übergehen könnte. Die Patientin kann noch klar entscheiden, dass ihr der Lehrer bzw. der Therapeut keinen »Scheiß« erzählt oder sie anlügt, aber sie kann die Bedeutung der Beziehung nicht einschätzen und hat Angst, dass der Lehrer sie wieder vergisst, sobald sie nicht mehr da ist. Der Therapeut wird immer zurückhaltender, da er Angst hat, er könnte die Patientin verletzen, so wie es die Lehrer tun. Interessant ist, dass es keinen klaren Vorwurf an die Lehrer gibt. Das bedeutet, dass man sich auch als Therapeut nicht »richtig« verhalten kann, weil es keine Klarheit darüber gibt, was die Patientin verletzt und was nicht. Es entfaltet sich die Aggression in einem sadomasochistischen Spiel, in dem der Therapeut auf seine Bilder von Aggression zurückgeworfen wird. Klarer lässt sich dieser Vorgang verstehen, wenn wir uns vorstellen, dass man zu jemandem die Worte »Überlege dir, was du getan hast« sagt. Dann kommen alle Bilder, die mit dem Gefühl von Schuld konnotiert sind, in den Sinn. Es kommt zu einem subtilen »Eiertanz«, der noch durch das Abwehren von Interventionen durch den Therapeuten verstärkt wird, indem die Patientin viel Sprachzeit für sich in Anspruch nimmt und wenig Sprachpausen einführt, in die der Therapeut einhaken könnte.

Im zweiten Fall wird die Beziehung, die zwischen der Patientin und dem Therapeuten besteht, direkt angegriffen.

Aus dem Interview M. S. lässt sich folgende Passage für diesen Sachverhalt heranziehen:

A: Verzweifelt, es bringt mi zur Verzweiflung, weil ich denk, irgendwie, des is halt net's Richtige und es geht um mich

Die Patientin erlebt, dass der Therapeut nicht da ist, sie scheint ihm vorzuwerfen, dass es um ihn gehe und nicht um sie.

B: Was ich versteh' jetzt, is, dass Sie sich in so einer Zwischenposition befinden, wo Sie unzufrieden sind.
A: Ja,
B: Das kann ich versteh'n, so wie Sie's geschildert haben;
A: Mhm
B: Dass das, was Sie von mir bekommen, zu wenig ist
A: (Bestimmt) Mhm (-) Ja, zu wenig, wie gsagt, falsche Bauplätze (?) mein', ja
B: Das Falsche

Hier bezieht sich die Aggression auf die ihrem Empfinden nach falsche Form der Zuwendung des Therapeuten. Sie entwertet das Wohlwollende, das sie vom Therapeuten bekommt, und erlebt sich auf der falschen »Baustelle«. Der Therapeut fühlt sich mit minderen »Gaben« ausgestattet und macht alles falsch.

B: Es verändert sich etwas, aber, aber was Sie unzufrieden macht, ist, dass Sie nicht die Kontrolle drüber haben.
A: Kann man so sehen, ja. Ja, das ist gut gesagt, ja genau, ja, und solang' ich's noch net kontrollieren kann bzw. wie gsagt net weiß, wie ich's holen kann und wann ich's holen kann, dass es auch kommt, wenn ich's brauch'

Hier wird es sehr klar in Worten auf den Punkt gebracht. Die Patientin hat große Angst, sie könnte vom Therapeuten etwas Gutes bekommen und wäre dann mit ihrem Bedürfnis in seiner Abhängigkeit. Mit dieser Aussage gibt sie dem Therapeuten recht und kontrolliert somit das »Gute«, das sie ihm gibt. Die Erkenntnis ist hier nicht als Verstehensmodell innerlich verankert, sondern wird zur Kontrolle des Therapeuten benutzt. Indem sie dem Therapeuten recht gibt, erlöst sie ihn von den Schuldgefühlen, dass er immer das Falsche sagen bzw. sie verhungern lassen würde.

In unserer dritten Fallgeschichte greift der Patient direkt die Integrität des Therapeuten an, und es steht im Raum, dass er nach einem Gewaltakt in die Sitzung gekommen ist.

Aus dem Interview W. A. lässt sich folgende Passage für diesen Sachverhalt heranziehen:

K: Deswegen muss ich am Freitag dort sein, meine Frau kann da nicht dort sein. Außerdem bin ich der Techniker, wie Sie ja gesehen haben. Sie is' nur die Ingenieurin, aber ich bin Ingenieur und Magister. (Ja) und das ist etwas mehr. °°wer°° I bin a Magister und Sie san net amoi a Ingenieur. Aber Sie sind ein Diplomsozial nein Sie sind ein Diplom hhhhh Diplomgesundheitskrankenpfleger Psychotherapeut Therapiezentrum Sie haben ein Propädeutikum gemacht oder noch nicht

Th: Sie kennen sich ganz gut aus in der Ausbildung

Es kommt hier zwischen zwei Menschen direkt zu einer Frage der Wertung, bei der Titel den sozialen Rang bestimmen oder zu einer Entwertung herangezogen werden. Das Thema des Patienten von Scham und Entwertungsgefühlen wird in Aggression verwandelt, der Therapeut wird direkt angegriffen. Dieser wiederum wandelt den Angriff in etwas »Gutes« um, indem er dem Patienten ein Wissen über ein Thema bescheinigt und ihm damit vermittelt, klug zu sein. Die Entwertung kommt von der Frau des Patienten direkt auf den Therapeuten. Die Geschwindigkeit im Wechsel der Personen und damit die Verdichtung der Aggression verursacht im Therapeuten ein Gefühl von Unkontrollierbarkeit der Szene. Der Patient könnte jederzeit psychotisch exazerbieren. Die Kontrolle erfolgt über das Erdenken von realer physischer Gewalt, die vom Patienten ausgehen könnte.

Wenn wir den drei Protokollen folgen, so erkennen wir eine Zuspitzung der Aggression und haben auch ein Beispiel dafür, dass sich bei Männern die Gewalt stark auf eine physische Ebne verlagert, wie wir im letzten Beispiel sehen konnten, während sich die Gewalt bei Frauen stärker auf die Beziehung richtet und diese zerstört wird, wie in unserem zweiten Fall klar erkennbar ist. Die Gewalt ist eine Form der Kontrolle vor Gefühlen, die entstehen, wenn man in eine Abhängigkeit zu kommen droht, wie sie bei einer dualistischen Beziehung zwischen Mutter und Kind vorkommt. Das Kind ist in seiner Befriedigung und Bedürftigkeit von der Bezugsperson abhängig. Diese Abhängigkeit hat einen regressiven Sog in sich, der sofort große Beschämung hervorruft, und dieses hilflose Kind muss kontrolliert oder zerstört werden. Indem sich dieses Kind im Therapeuten befindet, muss dieser nun angegriffen werden.

6.3 Experteninterviews

Als letztes Material möchte ich schließlich zwei Interviews heranziehen, die von Therapeuten stammen, die sich seit mehr als 20 Jahren mit Borderline-Patienten beschäftigen, im therapeutischen wie auch im wissenschaftlichen Sinne. Bei den Interviewten handelt es sich um eine Frau und einen Mann. Beide Experten beschreiben in ihren eigenen Worten die Problematik und die Unterschiede dieser Patienten zu anderen Patientengruppen.

Die Interviews werden, im Gegensatz zu den Interviews mit den Borderlinern, nicht im Anhang, sondern hier wiedergegeben. Denn es geht weniger um die Kategorienfindung und Auswertung, sondern um die direkte Informationswiedergabe.

6.3.1 Erstes Expertengespräch

Interviewer: Vielleicht könntest Du kurz sagen, wie lange Du schon mit diesen Patienten arbeitest?

Im Schnitt 20 Jahre. Begonnen hat es, dass ich mit diesen Störungsbildern gearbeitet hab, als ich noch in der Therapiestation L. war, in der Drogentherapiestation, da waren wir logischerweise eben mit Komorbidität stark konfrontiert und dann eben, wie wir immer mehr drauf kamen, mit Borderline-Patienten. Häufiger damals noch unter dem Klientel bei den Frauen. Ja, zu Beginn war es für mich sehr schwierig, das heißt auch aus mangelnder Erfahrung zum Teil und auch aus zu wenig Abgrenzung. Also dass auch zu wenig Abgrenzung in meinen Anfängerschuhen stand und ich dann ebenso oft nach Stunden mit Borderline-PatientInnen im Therapieraum mich zurückgelassen gefühlt habe, völlig verwirrt. Das war dann für mich auch der Anlasspunkt, mich spezifischer mit Borderline-Erkrankungen zu beschäftigen, also in der Therapie. Was mir also schon damals deutlich wurde, dass einmal die Abklärung voraus sehr wichtig ist. Wir haben schon damals dann mit dem strukturierten Interview von Kernberg gearbeitet, um abzuklären, ob eventuell eine Borderline-Erkrankung vorliegt oder nicht. Weil auch im stationären Bereich, es waren 16 Betten und 16 Mitarbeiter, also mehr oder weniger eine Eins-zu-Eins-Betreuung. Dennoch haben wir uns entschieden, maximal zwei bis drei an Borderline erkrankte Menschen aufzunehmen, weil es eben für so eine kleine Station nicht tragbar war. Weil wir erkannt haben, dass die Kraft dieser Erkrankung sehr schnell eben eine ganze Station durcheinanderwirbeln kann. In den Einzeltherapien habe ich diese Patientinnen und Patienten sehr engmaschig betreut, drei- bis viermal in der Woche Einzelgespräche. Dann habe ich mich nur so am Rande mit der Kernberg'schen Theorie beschäftigt bezüglich Borderline-Erkrankungen. Wo es dann eklatant zum Ausbruch und damit sichtbar wurde, die Erkrankung, das war meistens in der Gruppensituation. Da haben wir dann auch schon Überlegungen angestellt, wie wir damit umgehen. Also im Schnitt waren wirklich nur zwei Borderlinerinnen bei uns, die wir dann auch immer in verschiedene Gruppen getan haben.

Ja und dann in weiterer Folge habe ich dann in den letzten Jahren eben in meiner Arbeit hier im forensisch-therapeutischen Zentrum sporadisch an dieser Ausbildung teilgenommen für TFP (Transference-Focused-Psychotherapy) und bin schon zur Erkenntnis gekommen, dass dieses strukturiertere Vorgehen, also von meiner Herkunftstherapierichtung bin ich Psychoanalytikerin, das strukturiertere Vorgehen und das fragenfokussierte Denken für Borderline-Erkrankungen sehr hilfreich ist. Es war für mich auch ein Experiment, in dieser Form konfrontativ umzugehen. Immer wieder auch die Übertragung ins Spiel zu bringen. Aber wenn dann wirklich eine Patientin gelandet ist, sozusagen, war es sehr produktiv.

Hast Du eine Idee, Du hast vorher so gesagt, diese Kraft, die diese Patienten auf der Station entwickelt haben, worauf die beruht? Kann man das irgendwie festmachen, warum genau diese Patienten so schwierig waren, oder was machen sie, dass sie die Station bzw. eine Gruppe so in Aufruhr bringen?
Das, was ich jetzt zur Antwort gebe, ist eher aus dem Bauch heraus. Das kann ich weniger theoretisch unterlegen. Ich glaube, diese Kraft, die in diesen Patienten auch herrscht, das ist die Macht der Verwirrung. Ja, also sie sind Meister, jemanden zu verwirren und auch in den Bann zu ziehen zum Teil, und das meinte ich eben, wo ich angesprochen habe meine Anfänge dieses Zurücklassens im Raum als total verwirrt. Und zwar dieses Sprunghafte auch, man muss sich das so vorstellen, dass eine vermeintlich authentische Aussage, die sehr effektvoll dargelegt wird, in der nächsten Sekunde, das heißt, wenn man dann eine Intervention startet oder eine Rückfrage, die der Patientin dann nicht in das Konzept passt, das passiert aber, dann muss ich auch erwähnen natürlich, nicht in dem Sinn bewusst, sondern das ist ja auch in dem Patienten, in der Patientin eine Eigendynamik, dass die sofort widerlegt wird. Und das geht blitzartig. Man kann dann sofort zur Antwort kriegen, das habe ich so nicht gemeint. Nein, das war nicht so und eine völlige Gegendarstellung der Situation oder des Erfahrens oder der Wahrnehmung. Und das hat so eine Macht, dass man dann eben zurückgelassen wird in einer Verwirrung, und was natürlich diesen Patienten, Patientinnen eigen ist, ist die Kunst des Spaltens. Das nimmt auch eine Eigendynamik an, dass man kaum kraft des eigenen Denkens mehr mitkommt, und man wird wie in einen Sog gezogen. Und es ist auch Folgendes passiert … wenn wir die Erfahrung, die wir eben auch auf der Station auch hatten, dass, wenn mehr Borderline-Patienten auf der Station waren, dass diese Kraft des Spaltens auf das Team übergeschlagen hat und interessanterweise war zu beobachten, dass, wenn dann die Dynamik bei uns im Team gegriffen hatte, uns auch im Team gespalten hat, wie man ja weiß, auf so Stationen dann auch in irgendeiner Form auch Chaos geherrscht hat, desto ru-

higer wurde es im Patientenkreis. Aber offensichtlich brauchen diese Menschen immer einen Ort des Delegierens ihrer Psychodynamik.

Und den finden sie auch. Was genau, dass ich jetzt sagen könnte, auf was genau wir jetzt anspringen, kann ich nicht beantworten. Für mich ist es eigentlich in der Hauptsache dieses Verwirrende, dieses scheinbar Authentische. Das kippt innerhalb der nächsten Sekunde, das einen eher in so einer Hilflosigkeit zurücklässt. Sie haben auch die Kraft, einen schon auch teilweise in den Bann zu ziehen, jetzt nicht wegen dem Intellekt, sondern eher des So-Seins, oder wenn ich von mir spreche, eine gewisse Sympathie erwirken sie. Dann ist man aber schon, das heißt, man nicht unempathisch sein soll oder nicht mit Sympathie auf einen Patienten zugehen soll. Aber wenn diese Sympathie zu weit geht, dann ist man schon in der Falle.

6.3.2 Zweites Expertengespräch

Interviewer: Gibt es aus Deiner Erfahrung heraus, eben in der Therapie, in der Kommunikation, in der Begegnung, einen Unterschied zu Menschen, die an einer Borderline-Störung erkrankt sind? Oder hat sich im Laufe der Therapien etwas verändert, oder stellt sich hier etwas anderes dar?
Der größte Unterschied, der mir eigentlich durch die Bank auffällt, ist der Grad an Freiheit, den man empfindet als Gesprächspartner, als Therapeut. Aber vermutlich ist das auch im nicht-therapeutischen Umgang so. Also bei bestimmten Menschen hat man das Gefühl, man darf jetzt nur auf eine ganz bestimmte Weise reagieren. Die Erwartungen in eine bestimmte Richtung sind so groß, dass man vorsichtig wird, diesen schmalen Streifen sozusagen zu durchbrechen. Und wie das gemacht wird, man sich da eingeengt fühlt, das könnte jetzt wieder sein, dass es bei verschiedenen Patienten verschiedene Mechanismen sind. Also es ist nicht immer so, dass man Angst hat, dass der jetzt vielleicht aggressiv reagieren würde, obwohl das eben vorkommen kann. Aber manche sind auch so zerbrechlich, dass man das Gefühl hat, es wäre eine eigene Grausamkeit, würde man ihnen etwas anderes sagen, als sie erwarten.

Also Deine Erfahrung ist die Inkohärenz mit diesen Patienten. Dass es ganz unterschiedlich ist mit den Gefühlen, dass es nicht gleich ist, welche Gefühle man zu jedem einzelnen Patienten erlebt.
Also jedenfalls mein Begriff von Borderline, der ja jetzt nicht nur die Borderline-Persönlichkeitsstörung betreffen würde, sondern es ist eine ganze Gruppe von

Borderline-Störungen, schließt schon sehr verschiedene Typen und auch Kommunikationsformen dementsprechend ein. Es ist mehr so ein Begriff, der alles umfasst, was nicht ... eine offene klare Psychose ist und was jedenfalls mehr als eine Neurose ist. Also da habe ich einen sehr breiten Begriff. Und ich glaube, dass es eine gewisse Korrespondenz des Borderline-Begriffs mit dem französischen Konzept der perversen Struktur gibt, wo das auch so beschrieben worden ist mit dem Sich-unfrei-Fühlen. Ich glaube, es ist von R. Horacio Etchegoyen, der diese Charakterisierung einer perversen Übertragung unter anderem so gemacht hat.

Hast Du eine Idee, was dieses »unfrei« ist und wann und wie das passiert?
Da gibt es verschiedene Bilder dazu, wie ich mir das veranschauliche. Eines ist, sich die Beziehung so zu denken wie zwischen einem kleinen Kind und einem Elternteil. Also der Elternteil ist nicht ganz frei in seiner Reaktion, er muss bedenken, dass das Gegenüber ein Kind ist und dass es einen gewissen Schutz und eine gewisse Rücksichtnahme, ein Mitbedenken seines begrenzten Horizonts und so weiter braucht. Und das Kind hat gewissermaßen das Recht, sich in gewisser Weise zu benehmen, was man einem Erwachsenen nicht zubilligen würde. Und das ist sozusagen aus seinem Alter heraus vollkommen normal und gesund. Und das denke ich mir, ist vielleicht ein Charakteristikum des Boderline-Patienten, dass er eben nicht erwachsen geworden ist und dass er in diesem Teil seiner Persönlichkeit ein Kind geblieben ist. Obwohl er es objektiv nicht ist. Daraus ergibt sich ein Spannungsverhältnis.

Was ist sozusagen in Deiner Definition an dem, was Du vorhin gesagt hast, das Perverse? Wie würdest Du sozusagen das Perverse verknüpfen von Deinen Gedanken her aus der französischen Schule?
Das hat viel mit dem Abwehrmechanismen zu tun, also dem vorherrschenden Abwehrmechanismus der Verleugnung. Weil das wäre ein anderes mögliches Bild, sich diese Unfreiheit auch zu erklären, dass es einfach Bereiche der Verleugnung gibt, sodass gewisse Teile der Realität quasi ausgeblendet werden und man jetzt als Gegenüber da mitgezogen wird oder ein Druck ausgeübt wird, dass man die mit verleugnet und die sozusagen aufgestellten Tabuzonen respektiert. Und dass man die Realität immer nur so halb wahrnimmt und die andere Hälfte der Realität ausblendet. Das würde dem perversen Abwehrmechanismus im weiteren Sinne entsprechen. Das könnten wir bei Freud auch mit dem vergleichen, dass etwa die Penislosigkeit der Frau nicht wahrgenommen werden will von einem Teil der Persönlichkeit. Also dass das dann möglicherweise einen sexuellen Kern auch hat.

Hast Du eine Idee, wie dieses Verleugnende beim Therapeuten in der Begegnung passiert? Wie man als Therapeut beginnt zu verleugnen? Hast Du ein Bild dazu, was da unbewusst passiert in diesem Moment?
Na ja, wenn es unbewusst passiert, kann man ja nur Hypothesen darüber haben. Wenn es einem auffällt, wenn es sozusagen ein Stück weit der Beobachtung zugänglich bleibt, spürt man es eben in irgendeiner Form als Angst. Und ich glaube, es gibt so ein Gefühl, entweder im Kontakt mit dem Patienten zu bleiben, und dann müsste man aber seine Regeln befolgen oder seiner Projektiven Identifizierung gehorchen. Dann bleibt man in Verbindung, oder es käme zu einer schweren Enttäuschung, zu einem Zerreißen der Verbindung. Das kann man sich nur überlegen, wenn es einem bewusst auffällt. Solange man im Unbewussten gefangen ist, will man diese Verbindung halten, glaube ich, und das heißt, man muss sich diesen Regeln unterwerfen.

Hast Du eine Idee, wie diese Projektive Identifizierung passiert? Was ist Dein Bild dazu?
Da, glaube ich, unterscheiden sich die Patienten am allermeisten, wie sie das machen. Weil das kann etwas sehr Auffälliges sein, wie dass jemand sehr laut wird und offensichtlich Grenzen markiert, indem er schreit oder manche dann auch weinen und Heulanfälle kriegen und damit markieren, bis hierher und nicht weiter. Und andere machen das komplett unauffällig, und man könnte es nicht sagen, wie das funktioniert. Ich gehe schon davon aus, dass es immer irgendwelche nonverbalen Mitteilungen sind. Also dass die Mimik, dass die Gestik, der Blickkontakt, die Stimmmodulation, vermutlich auch die Körperhaltung, die Kleidung, also die ganze Bandbreite der nonverbalen Kommunikation da was vermittelt. Schweigen zum Beispiel ist natürlich auch ein massives Mittel. Man sagt irgendetwas und es kommt überhaupt keine Reaktion. Als ob man dem Patienten etwas angetan hätte, als ob man ihn eingeschüchtert hätte und ihn irgendwie vertrieben hätte, sozusagen seine Präsenz.

Man kriegt so in dem Moment Schuldgefühle? So als hätte man ihm etwas getan?
Ja, das ist jedenfalls eine Variante. Die andere ist, dass man eher Angst kriegt, dass einem der Patient etwas tun könne im weitesten Sinne. Und sei es nur, dass er die Therapie abbricht oder dass er ganz verstört ist oder dass sich die Symptomatik verschlechtert. Manche drohen implizit mit Selbstverletzung oder suizidalen Handlungen. Auch da haben sie uns in der Hand und versuchen, den Therapeuten in den Griff zu kriegen. »Das halt ich nicht aus«, also solche Aussagen. Da ist immer ganz gut, finde ich, wenn man sich die Frage parat hält, was der- oder diejenige nicht aushalten würde und was damit ausgesagt wird. Ich glaube, das ist hauptsäch-

lich zunächst eine einschüchternde Aussage. Da wird irgendeine Grenze erreicht, die vollkommen tabu zu sein hat, aber man kann diese Grenze untersuchen.

So als Therapeut schwankt man hin und her so zwischen einem Gefühl von Täter und Opfer. Also dass man Angst kriegt, dass einen der Patient angreift oder Täter wird, wenn der Patient vermittelt, man würde ihn angreifen.
Das kann man, glaube ich, so sagen, dass das diese Polarität ist. Täter und Opfer, Verfolger. Also aus dem Universum der paranoid-schizoiden Position im kleinianischen Sinne.

Ist das eigentlich so ein sadomasochistisches Spiel, was sich in der Begegnung so breit macht? Das in die Richtung von Sadomasochismus gehen könnte oder gehören würde?
Eine schwierige Frage. Für mich ist es so, dass es sadomasochistische Persönlichkeitstypen gewissermaßen gibt. Die sind in der Forensik häufig, aber nicht nur da vorkommend, und da ist das »Täter-Opfer-Spiel« total vorherrschend. Es ist sozusagen das Spiel par excellence, das da immer aufgeführt wird. Aber bei anderen ist es vordergründig jedenfalls eine andere Thematik. Man könnte überlegen, ob dahinter nicht auch immer das gleiche sadomasochistische Thema steht. Wie zum Beispiel bei den histrionischen Patienten, teilweise auch bei den Borderline-Persönlichkeitsstörungen im engeren Sinne, kommt mir vor, dass es oft so um das Infantile geht. Der Patient versucht seinen Partner oder den Therapeuten in eine infantile Rolle zu drängen, und der andere ist dann sozusagen der Erwachsene, der Vernünftige, eventuell auch der Strenge. Beim Wort »streng« kommt natürlich schon der Aspekt »sado« natürlich wieder ein bisschen herein. Aber es hat halt doch eine ganz andere Färbung ... bei den histrionischen wie bei den sadomasochistischen Patienten. Bei den Schizoiden geht es um den Rückzug, aber der Rückzug ist natürlich eine Verteidigung, und die Verteidigung erfolgt gegen vermutete Angriffe. Also auch da ist das Thema irgendwie drinnen. Bei den Paranoiden auch auf ihre jeweilige Art.

Der Ausdruck ist jeweils ein anderer. Hier geht es mehr um Rückzug und nicht um Angriff. Hast Du eine Idee, wie so etwas wirkt? Ich habe Dich ja zum ersten Mal kennengelernt bei einem Vortrag im Spital, warum sozusagen Stationen und das Personal, das dort tätig ist, immer wieder in Konflikte geraten, obwohl der Patient nicht mehr auf der Station ist oder schon entlassen wurde, aber so eine Dynamik von Konflikten im Team weiterherrscht. Oder ob so Patienten konfliktfördernd sind für das Personal?
Das kann ich mir schon ganz gut erklären, weil ich finde, man kennt dies auch als Einzeltherapeut eben, dass man entweder in einen Streit hineingezogen wird. Die

Projektive Identifizierung kann auch so sein, dass man sich immer verhakt, und es kommt, welches Thema auch immer den Stundenanfang bildet, man verhakt sich, und es kommt eine Art Streiterei heraus. Oder eben man schont den Patienten. Wie ich es vorher gesagt habe, aus Schuldgefühl, aus Angst, und das kann auch unter Umständen alternieren. Ich könnte mir vorstellen, dass bei einem Team, bei einem Teil der Teammitglieder mehr die eine Projektion und bei einem anderen Teil mehr die andere Projektion ankommt. Also solche, die ihn eher kritisch sehen, die ihn konfrontieren wollen, die eher offen diese sadomasochistische Dynamik ausleben. Beim anderen ist mehr das Eingeschüchterte, da ist das latent. Und die beiden Gruppen tragen dann auch einen Konflikt aus, der gewissermaßen irgendwie im Patienten angesiedelt ist. Aber dort eben nicht, oder aber im Team ist es auch nicht automatisch fruchtbar, wenn es dann zu solchen Auseinandersetzungen kommt. Und im besten Fall, wenn man vielleicht eine gute Gruppe hat mit Gruppensupervision, kann man sich daraus irgendwelche Einsichten ableiten. Aber so ähnlich wie der Patient erst darüber reflektieren lernen muss, über diese verschiedenen Anteile, muss es das Team, glaube ich, auch und braucht dazu auch immer wieder äußere Hilfe.

Sind diese Gefühle von Entwertung und Angst, also diese Konflikte, die ein Team oder Therapeut erlebt, wichtig oder kann man denen ausweichen oder sind die sozusagen ein Teil der Behandlung?
Ich glaube, es sollte Teil des Behandlungskonzeptes sein. Also ein Verständnis dessen, dass alle Beziehungen der Patienten den gleichen fundamentalen Mechanismen der Verleugnung, der Spaltung, der Idealisierung und Entwertung unterliegen. Ob das jetzt eine Krankenschwester ist oder ein Arzt, Pfleger oder die Institution als ganze, der Staat oder wer auch immer der Träger ist, das sind verschiedene Übertragungsausprägungen eines immer gleichen Musters, und wenn man dieses Verständnis ins Behandlungskonzept einbezieht, dass man das so sehen kann und soll und das strukturell zusammenführt, dass man das auf einer reflektierenden Phase zusammenbringt, dann hat man bessere Chancen. Auch die Spaltungen, das gegenseitige Ausspielen verschiedener Bezugspersonen und Therapeutengruppen durch die Patienten zu unterlaufen bzw. zu integrieren oder ein Angebot zu machen. Ich glaube, man kann es auch mit den Konzepten der Mentalisierung ganz gut ausdrücken. Dass es immer darum geht, wie sehr kann man über das, was läuft, nachdenken und wie sehr kann man diese psychischen Zustände als Wünsche, Impulse, Ängste verstehen und im Reden darüber auch irgendwie handhaben. Und das trifft auf die Institution insgesamt auch zu. Es gibt mentalisierungsfreundliche Institutionen, wo das Nachdenken im Allgemei-

nen gefördert wird, in der Art, wie die Struktur ist, wie miteinander geredet wird, wie auf Konflikte reagiert wird. Ob man das autoritär und hierarchisch gestaltet oder eben reflektierend und integrierend. Da unterscheiden sich Institutionen. In Gefängnissen ist das zum Beispiel sehr schwer, weil die Hierarchie und das Autoritäre so Teil des System ist, dass man das mit dem Mentalisieren nur sehr schwer verbinden kann. Aber auch da gibt es natürlich Wege. Das fängt bei der Ausbildung des Personals an. Natürlich auch bei der Auswahl der Leiter und Leitenden und Bediensteten auf allen Ebenen. Und die Strukturen der Besprechungssysteme müssen halt ineinander greifen.

Es gibt so die Beobachtung aus Krankenhäusern, dass, ich überzeichne es ein wenig, wenn das strenge Personal im Dienst ist, gibt es weniger Selbstverletzung, und wenn das freundliche, entgegenkommende Personal im Dienst ist, dann steigt die Rate der Selbstverletzungen.
Das erinnert mich ein bisschen an Schüler und das Verhalten von Schülern bei nachgiebigen und freundlichen Lehrern versus die strengen autoritären Lehrer, die das gleich auf die Note durchschlagen lassen oder die lockerer mit Betragensnoten sind. Wundert mich nicht, ich finde, es lässt sich daraus nicht direkt eine Wertung ableiten. Zum Teil wird es so sein, dass die Strengen gewissermaßen die Symptombildung aus ihrem Dienst rausdrängen und dort, wo halt mehr Raum ist, da zeigen sich die Symptome. Aber es ist eine Symptomverschiebung sozusagen, es ist ein systemischer Zusammenhang. Andererseits wird es auch so sein, dass das Konfrontierende, klare Grenzen Setzende dem Patienten auch manchmal guttut. Es kommt natürlich darauf an, auf welche Art die streng sind. Wenn sie streng im Sinne von klar sind, dann kann es durchaus sein, dass die geringeren Selbstverletzungen Ausdruck dessen sind, dass sich die Patienten dann besser auskennen und das sozusagen ihrer Struktur entgegenkommt. Wenn sie nur streng sind im Sinne von Angstmachen, dann, glaube ich, ist mehr diese Symptomverschiebung im Vordergrund. Und meistens wird es eine Mischung sein.

Die Grenze so zwischen Struktur und eigenem sadistischem Handeln, würdest du sagen, ist dann eher sehr dünn? Strukturgebend im Sinne von Klarheit vermitteln und einem sadistischen Mitagieren, wo es dann zum Beispiel um Bestrafungsfantasien gegenüber dem Patienten geht.
Na ja, in der Praxis, ich weiß es nicht. An und für sich sollte die Grenze gar nicht mal so dünn sein. Also weil der Klarheit ausstrahlende Diensthabende ja auch durch seine Fähigkeit stabilisiert, er muss die Klarheit ja zuerst in sich haben, sonst kann er ja nicht die Struktur vermitteln und umsetzen. Und wenn er diese

Klarheit in sich hat, dann ist er weniger in Gefahr, in die Spiele hineingezogen zu werden. Oder einfach eine korrespondierende Rolle zu übernehmen, ohne darüber nachgedacht zu haben. Und dann müsste er eigentlich vor dem sadistischen Ausagieren auch geschützt sein. Aber in der Praxis ist das alles nicht so eindeutig, weil es kann natürlich sein, dass von der Ausbildung her gewisse Instrumente zur Verfügung stehen, wie man Klarheit in ein System bringt, ohne dass das vollkommen in der persönlichen Reife der Akteure verankert ist, sondern eben Teil von gelernten Regeln und Teil von Konzepten ist und dann, wenn es eng wird oder Konflikte entstehen und das Schema nicht mehr funktioniert, dann erfolgt vielleicht ein Rückfall auf das primitivere Funktionsniveau.

Und die andere Seite, da, wo Beziehungen den Patienten angeboten werden, wo dann so die Selbstverletzungsrate steigt – wie würdest Du das betrachten?
Na ja, ich meine, das könnte man eben nur so erklären, dass das Beziehungsangebot nur eine Ebene der gespaltenen Beziehungsdyaden ausfüllt. Also, so ein Betreuer übernimmt die Rolle einer verständnisvollen, aber auch nicht abgegrenzten Mutter, die vielleicht eigene Bedürfnisse nach Geliebtwerden oder Unterstütztwerden in den Patienten projiziert. Genauso wie man Kinder auch zur Selbststabilisierung missbrauchen kann als Erwachsener. Und das Sich-verführen-Lassen in so eine wechselseitige Anhängigkeit ist ja vielleicht einerseits eine notwendige Fähigkeit auch in einer Therapie, aber wenn sie nicht begleitet wird von der Klarheit einer abgrenzenden trennenden Beziehungskompetenz, dann bleiben die Patienten auch in ihren Abhängigkeitspositionen fixiert und ich könnte mir vorstellen, dass die Selbstverletzung damit auch so ein Versuch einer Trennung ist. Oder halt ein Agieren im Rahmen einer so unklaren Abhängigkeitsbeziehung. Das ist natürlich ein sadistischer und zugleich masochistischer Akt, der, glaube ich, auch auf eine sehr pathologische Weise mit der fehlenden Trennung zu tun hat. Und das müsste eigentlich vom Betreuer, vom Therapeuten und vom System übernommen werden oder jedenfalls müsste von denen die Notwendigkeit solcher trennender Schritte auch immer wieder erkannt werden und in entsprechender Weise vermittelt werden.

Hast Du eine Idee, was das Verführende ist? Meine Erfahrung aus dem Spital war ja auch, dass es dann, wenn es zu sexuellen Kontakten zwischen Personal und Patienten gekommen ist, die Patienten meistens aus der Personengruppe der Persönlichkeitsstörungen kamen.
Aha, ja, ich stelle mir vor, dass ein Agieren oder Einbeziehen, Hineinziehen von anderen in die eigenen Beziehungsmuster natürlich im sexuellen Bereich genau-

so passiert und genauso wahrscheinlich ist wie auf anderen Beziehungsebenen. Ich neige eher dazu, nicht die französische Terminologie mit der perversen Struktur vorzuziehen gegenüber dem Borderline-Begriff, weil ich nicht unbedingt der Meinung bin, dass die Sexualität gewissermaßen der Kern der Sache ist, aber jedenfalls ist es so, dass es sich auch im Bereich der Sexualität dementsprechend abspielt. Wobei vermutlich histrionische Patienten, narzisstische Patienten da stärker dafür disponiert sind als vielleicht paranoide, hypochondrische, also dass es vielleicht nicht über die ganze Breite der Borderline-Problematik vollkommen gleich verteilt ist, die sexuelle Verführung. Ich glaube schon, es ist die Spezialität bestimmter Ausprägungen, die sozusagen die Hysterie auf der Ebene der Borderline-Störungen repräsentiert. Und es muss wahrscheinlich auch bei den jeweiligen Betreuern irgendeine korrespondierende Disposition geben, dass das dann so ineinander greift. Ich hätte das Gefühl, dass die Sexualität eher im Sinn von der Borderline-Problematik verwendet wird. So wie man auch andere Dinge verwenden kann. Ja, man kann auch Geld und Macht und die Stellung als Vater oder Mutter oder was auch immer, was man halt ist und kann, das kann man alles dafür verwenden, quasi eine Emotionsregulation herzustellen, nämlich die Schwierigkeit, einerseits zu anderen irgendwie unabgegrenzte und halb symbiotische Beziehungen herzustellen und gleichzeitig Angst vor wirklicher Nähe und Intimität zu haben. Und ich glaube, diese Spannung erzeugt dann auch eine bestimmte Form von Sexualität, die eine gewisse Tendenz hat, also entweder eine perverse Sexualität jetzt im Sinne von einer Ritualisierung oder einer besonderen Betonung bestimmter Praktiken zu enthalten oder eventuell auch so grenzverletzende übergriffige Beziehungen zu führen. Da ist dann auch die Nähe-Distanz-Problematik, die auf diese Weise versucht wird zu lösen.

Ich möchte nochmals ganz zum Anfang zurückkehren, damit ich es verstehe, so der Gedanke ist, dass so ein verleugnendes kindliches Infantiles da ist? Oder ist es etwas Regressives, was in Momenten passiert? Oder ist das sozusagen ein Dauerzustand von kindlich-infantilen Abspaltungen?
Also wenn man von einer Persönlichkeitsstörung redet – und das meint man normalerweise bei Borderline-Pathologie –, dann wäre das schon was beständig Dauerhaftes, über Jahre im Prinzip Stabiles, natürlich mit Aufs und Abs wie in jedem Leben. Aber die Grundstörung würde ich mir als stabile Charakterdisposition vorstellen. Also in jeder wesentlichen Beziehung des Lebens zeigt sich diese Pathologie. Je schwerer die Störung, umso vollständiger ist das gesamte Leben von dieser Pathologie durchdrungen, und wenn die Störung leichter ist und sich dem Neurotischen annähert, dann gibt es auch manchmal einigermaßen gesunde

Bereiche. Aber dass jemand ganz normal funktioniert und nur in einer Krisensituation so quasi borderlinig wird, da würde ich nicht die Diagnose Borderline-Störung geben. Weil regressiv kann jeder werden.

Diese Psychodynamik zwischen Patient und Therapeut ist dann sozusagen nicht mehr auf der gleichen Stufe dieser Verleugnung, wie Du sie am Anfang erwähnt hast, vorhanden?
Genau, man soll auf bestimmte Bereiche nicht hinschauen, es zeigt sich schon oft im Erstgespräch, dass riesige Themenbereiche ganz einfach ausgeklammert werden. Dass sie einfach nicht zur Sprache kommen. Manchmal fällt es einem selbst als Interviewer nicht auf, dass man das gar nicht nachgefragt hat. Manchmal werden die problematischen Bereiche auch angesprochen und breit behandelt. Da geht es aber mehr darum, wie darüber geredet wird. Dass sich die Verleugnung dort dann in der Unmöglichkeit, einen bestimmten Blickwinkel einzunehmen oder bestimmte Zusammenhänge zu sehen, auch zeigt. Sehr häufig ist, und das ist eines der schwierigen Themen, dass das mit dem sekundären Krankheitsgewinn verbunden ist, also die Arbeitsstörungen, die die meisten haben, sind verknüpft eventuell mit einer sozialen Transferleistung, die dadurch erhalten wird oder eventuell auch eine familiäre Unterstützung mit dem Bild »Ich bin ja krank, ich kann ja nicht arbeiten«, und das unterminiert die Motivation, an dem wirklich hart zu arbeiten, beträchtlich, und bei der Thematisierung dieser Punkte zeigen sich oft die Verleugnungen am hartnäckigsten. Also dass man da das Gefühl hat, da kann man überhaupt nicht durchdringen. Sie können nicht arbeiten, das halten sie nicht aus, das ist unvorstellbar und da gibt es natürlich auch Beispiele, wo es gescheitert ist und warum es nicht funktioniert hat und dass es gar keinen Sinn hat, es nochmals zu probieren.

Was mich noch interessieren würde, es gibt ja da auch ein Modell von Van der Kolk, der ja sagt, sozusagen als Ursache der Problematik, dass es um sexuellen Missbrauch geht, und wieweit würdest Du es als Widerspruch betrachten zur Problematik der Frühstörung? Würdest Du das verknüpfen? Kommt aus Deiner Erfahrung hier häufig Missbrauch vor in den Anamnesen?
Also, meines Erachtens ist es so, dass Missbrauch und Traumatisierung bei Borderline-Patienten schon statistisch übersignifikant häufig vorkommt. Darüber sind sich alle einig. Andererseits scheint es auch so zu sein, dass es das ganze Feld nicht hundertprozentig abdeckt. Es gibt einen Prozentsatz zwischen 10 und 30%, bei dem man keine schweren Traumatisierungen findet. Und das scheint mir schon den Gedanken nahezulegen, dass es dann nicht eine monokausale

Verursachung geben kann. Mir kommt auch vor, dass man vorsichtig sein muss bei dem Begriff »Trauma«, in welchem Sinn man den genau verwendet. Dass es eine gewisse Gefahr gibt, den Traumabegriff allzu weit zu strecken und letztlich insoweit zu strecken, dass man eben eine hundertprozentige Flächendeckung als Erklärungshintergrund erreicht. Dann werden alle möglichen schwierigen Lebensereignisse zu Traumatas erklärt. Ich glaube mit Kernberg, dass man sinnvollerweise unterscheidet die Traumata im Sinne einer wirklichen Überflutung und Durchbrechung des psychischen Apparates durch eine in dem Alter völlig unverarbeitbare Erregungsmenge oder Affektmenge von chronisch aggressiv und gewalttätig aufgeladenen Lebenssituationen. Also, dass in Familien Aggression in verschiedener Form eine chronische Komponente ist, prägt natürlich die gesamte Bildung der inneren Beziehungsvorstellungen und fördert das Entstehen sadomasochistischer Beziehungsrepräsentanzen, die dann in der Übertragung und wo auch immer wiederholt werden. Aber Traumata haben irgendwie ein bisschen eine andere Funktion. Die führen zu dieser Zersplitterung und zu einer ganz bestimmten Art von Gedächtnisbildung und Gedächtnisstörung mit den Flashbacks, den Intrusionen, und das sollte ein bisschen unterschieden werden. Ich glaube, dass es unter den Borderline-Patienten dann solche gibt, die eindeutig traumaassoziierte Symptomatiken haben und solche, die das nicht haben. Die im Extremfall einfach nur diese gestörten Beziehungen haben, weil das ihren Modellen entspringt. Es hat aber auch ein bisschen damit zu tun, dass aus der Traumaforschung dann oft suggeriert wird, im Patienten hauptsächlich das Opfer zu sehen und die Therapie dann sehr wesentlich darin besteht, ihn in diesem Opferstatus zu bestätigen und die Realität der Traumatisierung zu bestätigen. Und sozusagen die Identifizierung mit aggressiven Täteranteilen dann unterlassen wird, dann nicht untersucht wird.

Dazu gibt es ja im Krankenhaus einen Gedanken, je weniger der Konflikt in eine Therapiesitzung gebracht wird, desto mehr wird dieser Konflikt dann auf der Abteilung ausagiert.

Ja, das wäre so eine typische Spaltungsübertragung. Die Therapie ist vielleicht eine idealisierte, ganz harmonische, geradezu symbiotische Beziehungsdyade und die ganze Aggression ist draußen. Das ist natürlich wirklich bei perversen Patienten fast immer so. Also, die Behandlung von Pädophilen leidet, glaube ich, meistens an dem, dass Patienten einen verführen, also den Therapeuten in eine konfliktfreie, harmonische therapeutische Situation und mit einer enormen Verführungskunst den Therapeuten irgendwann dazu bringen, dass dieser die Konflikte immer weniger sieht und für immer mehr überwunden hält und die

Therapie für weitaus fortgeschrittener hält, als sie in Wirklichkeit ist. Und die perversen Anteile sind irgendwo anders.

Ich möchte noch ein Bild, eine therapeutische Konzeption erwähnen, die mir manchmal auch hilft beim Verstehen von solchen Patienten bzw. der Kommunikation, nämlich diese Begrifflichkeit von Fonagy und den Mentalisierungstheoretikern mit dem Äquivalenzmodus und diesem Als-ob-Modus. Und dass im Äquivalenzmodus das Psychische und das Physische so unmittelbar authentisch oder ganz nahe betrachtet wird, weil es noch nicht die Fähigkeit gibt, psychische Zustände zu repräsentieren, und dass das auch mit dieser Unfreiheit, die ich so betont habe, zusammenhängt. Wenn der Patient das Aussprechen bestimmter Gedanken nicht klar trennen kann von einer Realisierung dieser Gedanken, wie soll man dann mit ihm über aggressive Fantasien reden? ... Das ist so bedrohlich, weil es fast wie direkte Faustschläge ist, wenn man es sich nur vorstellt, dass es Aggressionen gibt. Und offenbar haben diese Modi auch eine gewisse Ansteckungstendenz, weil sie ja entwicklungspsychologisch auch in uns stecken. Wir haben die alle durchgemacht und die können offenbar ein Stück reaktiviert werden, sodass wir dann selbst die Angst bekommen, das Aussprechen eines Gedankens könnte wie eine physische Attacke sein. Der Als-ob-Modus wäre genau das Umgekehrte, das würde dann vielleicht zu diesen pseudoharmonischen idealisierenden Therapiephasen und Patienten passen, dass man über alles redet, aber es ist vollkommen bedeutungslos.

6.3.3 Resümee

In beiden Interviews bekommt die Arbeit mit Patienten, die an einer Borderline-Persönlichkeitsorganisation leiden, einen besonderen Stellenwert. Die Begegnung mit diesen Menschen unterliegt einer gewissen emotionalen Herausforderung in dem Sinne, dass es zu einer bestimmten Belastung führt, aber diese Menschen auch ein spezielles Interesse auslösen.

Im ersten Interview wird die Situation in einem stationären Behandlungssetting beschrieben, in dem es zu bestimmten Schwierigkeiten bzw. zum Aufkommen einer speziellen belastenden Dynamik gekommen ist. Das Gefühl von Verwirrung wird als überwiegender eigener Gefühlsanteil beschrieben. Als Erklärungsmodell zum Verstehen dieser erlebten Gefühle wird das Modell der Spaltung und Projektion herangezogen. Dieses Phänomen führte zu einem Chaos im Behandlungsteam und zu einem Rückgang von psychodynamischen bzw. ausagierenden Faktoren im Patientenkreis. Die Schlussfolgerung aus den Erfahrungen mit diesen Patienten mündete in einer speziellen Beschäftigung mit dem Krankheitsbild und den damit verbundenen therapeutischen Veränderungen im Behandlungskonzept sowie im psychotherapeutischen Setting, die sich in einer stationären Aufnahmebegrenzung von Borderline-Patienten widerspiegelten. Vom psychotherapeutischen Verständnis aus rückte die Konfrontation mehr in den Mittelpunkt der Behandlung.

Im zweiten Interview wird die Dynamik, die zwischen Patient und Therapeut herrscht, genauer analysiert.

Das Spezielle an diesen therapeutischen Interaktionen ist das Gefühl im Therapeuten, die »Freiheit« zu verlieren, alles an- und aussprechen zu können. Es gibt verschiedene Kommunikationsstile, die sich mit den Überlegungen der französischen Schule über die perverse Struktur decken. Als Metapher für das Gefühl der »Unfreiheit« wird das Bild der Beziehung zwischen einem Erwachsenen und einem Kind gewählt, wobei der Erwachsene nicht ganz frei ist, was er dem Kind mitteilen kann, im Gegensatz zur freien Äußerung eines Kindes.

Das Perverse stellt sich in der Verleugnung dar, bei der ein Teil der Realität ausgeblendet wird und sich dieser Druck der Verleugnung auch auf den Therapeuten erstreckt. Dieser Tabuisierungsdruck wird durch Angst bzw. durch Schuldgefühle im Therapeuten erzeugt, die auf einer nonverbalen Ebene kommuniziert werden. Diese Interaktion kann auch als »Täter-Opfer-Spiel« betrachtet werden und kommt bei sadomasochistischen Persönlichkeitstypen vor, wo ein Partner infantil reagiert und der zweite als streng dargestellt wird.

Konflikte, die Patienten mit dem Einzeltherapeuten inszenieren, stellen eine Dynamik dar, die sich auch in einem stationären Behandlungsteam wiederfinden kann. Ein Teil des Personals schont den Patienten und die anderen Teammitglieder reagieren mit aggressiven Gefühlen auf ihn. Wobei diese unterschiedlichen Übertragungsausprägungen als ein Teil des Stationskonzeptes reflektiert werden sollten, was sich auch gut über das Konzept der Mentalisierung realisieren lässt. Als weitere Problematik im stationären Bereich lässt sich das Hinausdrängen von Symptomen aus dem Dienstalltag beschreiben, wodurch es zu einer Symptomverschiebung in eine Raum gebendere bzw. tolerantere Atmosphäre kommt. Das Phänomen der gespaltenen Beziehungsdyaden führt zu sadomasochistischen Abhängigkeitspositionen, die immer wieder vom Personal reflektiert werden sollten.

Bei sexuellen Kontakten zwischen Patienten und Personal stehen vermutlich histrionische und narzisstische Persönlichkeitsanteile im Vordergrund, wobei die Beziehungsmuster ausschlaggebend sind und nicht die Sexualität. Die wesentliche Pathologie zeigt sich in jeder Beziehung des Lebens, die von Verleugnung geprägt ist.

Eine Problematik in der therapeutischen Beziehung stellt der sekundäre Krankheitsgewinn dar, der sich oft an massiver Unterstützung vonseiten der Gesellschaft und Familie zeigt.

Zwischen Trauma und Borderline-Störung besteht kein kausaler Zusammenhang, wie es viele Untersuchungen nahelegen. Die Konzepte der Traumabehandlung bergen die Gefahr, die konflikthaften Anteile nicht im therapeutischen Raum erstehen zu lassen.

Zum Abschluss des Interviews geht es um eine therapeutische Konzeption, die von den Mentalisierungstheoretikern erarbeitet wurde und die einen entwicklungspsychologischen Aspekt zum Verstehen der Borderline-Patienten beinhaltet.

Conclusio und Prospectus

Das in dieser Arbeit verwendete Material erstreckt sich von Liebesbriefen, die an eine bestimmte Person gerichtet waren, über Briefe, die an eine Gruppe gerichtet wurden, bis hin zu Gesprächsprotokollen von therapeutischen Sitzungen mit Patienten, die unterschiedliche Strukturproblematiken auf Borderline-Niveau aufweisen; diese reichen von einer neurotischen Persönlichkeitsorganisation bis zu einer psychotischen Organisation.

In den ersten drei Liebesbriefen wird der Leser in einen Schwall von hin und herwiegenden Gefühlen gezogen. Es entsteht ein Rhythmus, der durch eine Balance von wiegenden Resonanzen gekennzeichnet ist. Die Schreiberin verführt uns in ein »Guck-guck-da-da«-Spiel, bei dem sie dem Leser gleich zu Beginn die Frage stellt, ob er schon vom Inhalt des Briefs wisse. Dieses Thema wiederholt sich ebenso wie das Thema der Schuldgefühle. Wenn wir uns auf diesen Dialog einlassen, erkennen wir ein neckisches, lustvolles Spiel zwischen Mutter und Säugling, wie es aus der Säuglingsforschung bekannt ist. Was sich verändert darstellt, sind die auftretenden massiven Schuldgefühle – es bleibt wenig Raum für eine Ausweichmöglichkeit, die durch einen Aspekt von Ambivalenz geschaffen wird. Wir werden zu einem Zustand von »reinen« bzw. »nackten« Gefühlen verführt, die frei von jeder Ambivalenz sind und uns zur Sehnsucht eines kleinen Kindes nach symbiotischen Gefühlen (ver)führen.

Die beiden weiteren Briefe, die an sehr »schemenhafte« Personen gerichtet sind, weiblich und blond, verknüpfen sexuelle Wünsche und Aggression. Hier reagiert der Leser meist mit Ablehnung, Abscheu und Ekel. Die unbewussten Strukturen, die hier berührt werden, lösen sehr schnell Angst aus und werden entwicklungspsychologisch mit sehr frühen Gefühlen belegt, wie zum Beispiel mit dem des Ekels. Als Leser fällt es uns schwer, tolerant gegenüber den Wünschen des Briefschreibers zu sein und den Briefinhalt für uns nachvollziehbar zu gestalten.

Das zuerst ausgewählte Gesprächsprotokoll zeigt uns einen Dialog mit einem Patienten auf neurotischem Strukturniveau. Die unterschiedlichsten Phänomene von Resonanzen kommen zum Tragen. Das Protokoll zeigt uns die Balance des Beziehungsgleichgewichtes und das rhythmische Verwobensein zweier Gesprächspartner, bei dem es zu einem Entfalten und einem Rückzug von Liebe und Begehren kommt (Buchholz & Gödde, 2013, S. 870).

Im nächsten Protokoll lassen sich die Gefühle bzw. die daraus resultierenden Konsequenzen gut erkennen. Es kommt ebenfalls zu rhythmischen Resonanzen zwischen einer Hinauf- und Hinunterregulierung von Affekten in der Sitzung. Jeder Regulierungsphase folgt eine Verstärkung der Affekte und somit ein Angriff auf die Beziehung. Wir können hier denselben Rhythmus beobachten wie im vorigen Protokoll, nur die Intensität der Affekte und die damit verbundenen Regulierungen entbehren im weitesten Sinne eines Ambivalenzraumes. Die Möglichkeit eines rettenden Raumes, in dem eine Form von Mentalisierung möglich ist, wird immer geringer.

Die letztgewählte Sitzung markiert die Zuspitzung einer in die Psychose abgleitenden Ich-Struktur bzw. das Auflösen von Ich-Grenzen. Es kommt zu einer Gleichsetzung von Patient und Therapeut. Der Patient entwickelt eine Intoleranz gegenüber alternativen Perspektiven bzw. eine Unmöglichkeit des »having the other's mind in mind« (Schultz-Venrath, 2013, S. 98; Buchholz & Gödde, 2013, S. 868).

Die beiden in dieser Arbeit verwendeten Experteninterviews spiegeln 20 Jahre Erfahrung mit Borderline-Patienten in der psychotherapeutischen Behandlung wider. Sie thematisieren in kurzer, klarer Sprache die gesamte Problematik, die sich in Institutionen bzw. in der Einzelbegegnung mit diesen Patienten äußern kann.

Am gesichteten Material können wir nun festhalten, dass sich die Sprache und speziell die Begegnung vorwiegend auf einer »dualistischen« Kommunikationsebene bewegt – es kann nur sehr schwer eine dritte Position in das Gespräch eingebunden werden. Das ödipale Dreieck scheint hier immer wieder verloren zu gehen. Diese entstehende Zweierbeziehung schließt jeden Dritten aus und erzeugt somit eine starke Intimität – wie bei Liebespaaren, die jeden Dritten ausschließen möchten. Im Laufe der Therapie versuchen wir, diese höhere Position des Dritten zu erreichen – oder auch, um es anders zu formulieren, Ambivalenzen hereinzuholen bzw. zu versuchen, der gegenteiligen Gefühlsregung Platz zu geben. Dieses antagonistische Gefühl schwächt den vorherrschenden Affekt ab. Es geht dadurch der »reine« Affekt verloren, soweit es diesen eben auch gibt. Es kommt zu einer Triebvermischung. Die Patienten führen dann ein affektgebremsteres Leben.

Aber was geben sie damit auf?

Die Heranbildung einer höheren Struktur wirkt sich auf das Lustprinzip aus. Durch den Gegenaffekt wird immer ein Teil des ausgeführten Affektes abgebremst und somit auch zurückgehalten. Aber streben wir nicht in der sexuellen Vereinigung genau nach diesem ozeanischen Gefühl des Verschmelzens, des Durchmischens mit dem anderen?

Um eben zu dieser Vermischung zu kommen, müssen wir alles hergeben, und kein Rest darf zurückbleiben. Der zurückgebliebene Affekt würde nun unvermischt weiterbestehen und keiner Befriedigung zugeführt werden.

Wenn alles aufgegeben wird, so verlieren wir unsere Grenzen und würden in einen psychotischen Zustand verfallen. Wir könnten keine Grenzen mehr erkennen. Bin ich Ich oder bin ich Du? Die Verschmelzungswünsche führen uns nahe an die Grenze eines psychotischen Erlebens, was wiederum massive Ängste in uns mobilisiert. Wir könnten nun eindeutig eine Psychose diagnostizieren. Dieses erstrebte Ziel wäre uns doch zu viel und bereitet Angst, jegliche Kontrolle über uns zu verlieren. Aber was verführt uns dann dazu, diesen Zustand erreichen zu wollen, wenn er uns doch so große Angst bereitet?

Die Sicherheit, nicht psychotisch zu werden, besteht nun in der Kontrolle des zurückgehaltenen Affektes, der unser Ich stabilisiert. Wir bewahren unseren narzisstischen Anteil in uns, um uns zu schützen.

Borderline-Patienten verführen uns bzw. berühren unsere tiefen Sehnsüchte nach dem absoluten orgastischen Empfinden. So als würden wir unsere ganze Libido mit der Libido der Mutter verschmelzen, dabei jeglicher Ambivalenz enthoben sein und so einem narzisstischen Glücksgefühl zustreben.

Viele Kollegen, die in diesem Feld arbeiten, berichten immer wieder von einer starken Befriedigung auf der voyeuristischen Ebene, bis sie selbst so starr werden, dass sie nur mehr durch ihre Patienten leben können. Es kommt zu einer Verführung zur Starre. Es sind natürlich mehrere Faktoren für dieses Phänomen verantwortlich. Mein Ziel war es, einen Aspekt davon zu beleuchten.

Kehren wir nun wieder zu unserer Ausgangsüberlegung zurück. Hier geht es um die Sehnsucht der unvermischten Form von Affekten, also der ultimativen Lustbefriedigung, die, wie wir bereits erkannt haben, von massiven Ängsten vor Kontrollverlust wieder unterbunden wird. Wir führen ein Gegengewicht ein, um wieder einen Rest von Affekt zu schützen. An die Verführung haben wir uns nun ein wenig angenähert.

Was aber löst die Schuldgefühle aus? Wie wir anhand der Texte sehen konnten, handelt es sich um Schuldgefühle, die auf dem Wunsch nach Großartigkeit beruhen. Anhand des analysierten Materials erkennen wir nun die Verknüpfung der Borderline-Struktur mit einer sadomasochistischen Beziehungsstruktur bzw. das Auftauchen eines impliziten Musters von Befriedung, die mit Bestrafung zusammenhängt, also ein Geschehen von Angst-Lust.

Am Ende verschwimmt das Material und verliert wieder an Schärfe, da wir uns mit jeder unserer Pore in dem Erlebten wiederfinden, uns mit den Aussagen der Menschen identifizieren können, eigene Bilder uns beim Lesen des Materials überschwemmen. Das wissenschaftlich Fremde wird uns wieder vertraut und erzeugt in uns die Angst, dass wir doch nicht so anders als unsere Patienten sein könnten. Die Begegnungen, die wir mit den Personen in dieser Lektüre hatten, lassen eine Idee von der Verstricktheit erkennen, die es noch genauer zu erforschen gilt. Diese Arbeit sollte ein kleiner Baustein sein für die Verknüpfung von Gefühlen, die der Patient äußert, und dem Resonanzboden, den der Therapeut anbietet. Das Oszillative beherrscht die Kommunikation, die sich in eine Intensität von Verschlungenwerden durch die eigenen Gefühle auswächst. Unser inneres Schwingen wird zum äußeren Schwingen der Begegnung und vice versa.

Als Schlussfolgerung lässt sich die Wichtigkeit der Selbsterfahrung des Therapeuten betonen, wobei eine verstärkte Sensibilität für das Geschehen in der Sitzung mit dem Bedacht auf die intensiven Interaktionsmuster verbunden werden sollte. Eine Sensibilisierung von auszubildenden Therapeuten für diese Interaktions- und Kommunikationsmuster in verschiedenen Lehrveranstaltungen ist entsprechend anzustreben.

In den Experteninterviews wird noch einmal verdeutlicht, wie schwierig der Weg zur Erkenntnis in der Behandlung dieser Patienten ist. Vielleicht können wir verstärkt die Problematik, die diese Patienten auslösen, in die Ausbildung einfließen lassen. Diese Arbeit soll einen kleinen Anstoß zum Nachdenken über Kommunikationsmuster sein, die uns auf einer expliziten Ebene begegnen, aber deren mächtige Sprache sich im Impliziten verbirgt.

> »Hamlet: Kommt, setzt Euch nieder; Ihr sollt nicht vom Platz, nicht gehen, bis ich Euch einen Spiegel zeige, worin Ihr Euer Innerstes erblickt.
> Königin: Was willst du tun? Du willst mich doch nicht morden?«
>
> *William Shakespeare,* Hamlet, *3. Akt, 4. Szene*

Literatur

Alf, Renate, Bohus, Martin & Wolf-Arehult, Martin (2012): Interaktives Skills Training für Borderline-Patienten. Das Therapeutenmanual. Verlag Schattauer, Stuttgart.

Allen, G. Jon & Fonagy, Peter (Hrsg.). (2009): Mentalisierungsgestützte Therapie. Das MBT-Handbuch – Konzepte und Praxis. Klett-Cotta Verlag, Stuttgart.

Allen, G. Jon, Fonagy, Peter & Bateman, W. Anthony (2011): Mentalisieren in der psychotherapeutischen Praxis. Klett-Cotta Verlag, Stuttgart.

Allert, Gebhard, Dahlbender, Reiner W., Thomä, Helmut & Kächele, Horst (2000): Behandlungstechnische und ethische Aspekte von Tonbandaufnahmen in der Psychotherapie. Psychotherapieforum, Vol. 8, Heft 2, 65–72.

Andrée, Ulrike (1995): Entwicklung und Anwendung eines Kodierschemas zur Erfassung von borderline-typischem Sprachverhalten. Vas-Verlag, Bad Homburg.

Antaki, Charles (2008): Formulations in psychotherapy. In: Peräkylä, Anssi, Antaki, Charles, Vehviläinen, Sanna & Leudar, Ivan (Hrsg.): Conversation Analysis and Psychotherapy: Psychotherapy in Practice. Cambridge University Press, Cambridge, S. 26–42.

Antaki, Charles, Barnes, Rebecca & Leudar, Ivan (2004): Trouble in agreeing on a client's problem in a cognitive-behavioral therapy session. Revista di Psicolinguistica Applicata, Heft 4, 129–140.

Arbeitskreis OPD (Hrsg.). (2004): OPD – Operationalisierte Psychodynamische Diagnostik. Grundlagen und Manual (vierte Auflage). Verlag Hans Huber, Bern.

Backenstraß, Matthias & Mundt, Christoph (2011): Affektive Störungen und Borderline-Persönlichkeitsstörung (Depression und Bipolarität). In: Dulz, Birger, Herpertz, Sabine C., Kernberg, Otto F. & Sachsse, Ulrich (Hrsg.): Handbuch der Borderline-Störungen (zweite Auflage). Verlag Schattauer, Stuttgart, S. 457–471.

Bauer, Joachim (2006): Warum ich fühle, was du fühlst: Intuitive Kommunikation und das Geheimnis der Spiegelneurone. Heyne Verlag, München.

Bateman, Anthony W. & Fonagy, Peter (2008): Persönlichkeitsstörung: Ein mentalisierungsgestütztes Behandlungskonzept. Psychosozial-Verlag, Gießen.

Beck, Aaron T., Freeman, Arthur (1990): Cognitive Therapy of Personality Disorders. Guilford Press, New York.

Beck, Aaron T. & Freeman, Arthur (1993): Kognitive Therapie der Persönlichkeitsstörungen. Beltz Verlag, Landsberg.

Bergmann, Jörg R. (1987): Klatsch. Zur Sozialform der diskreten Indiskretion. Verlag Walter de Gruyter, Berlin.

Bergmann, Martin S. (1999): Eine Geschichte der Liebe. Vom Umgang des Menschen mit einem rätselhaften Gefühl. Fischer TB, Frankfurt am Main.

Berner, Wolfgang (2011): Perversion. Psychosozial-Verlag, Gießen.

Bion, Wilfred (1959a): Attacks on linking. In: Bott Spillius, Elizabeth (Hrsg.). (1988): Melanie Klein today, Vol. 1. Routledge, London, S. 87–101.

Bion, Wilfred (1959b): Angriffe auf Verbindungen. In: Bott Spillius, Elizabeth (Hrsg.). (2002): Melanie Klein Heute, Band 1. Klett-Cotta Verlag, Stuttgart, S. 110–129.

Bion, Wilfred (1962): Learning from experience. Maresfield, Reprints 1984, London.

Bion, Wilfred (1992): Lernen durch Erfahrung (fünfte Auflage). Suhrkamp Verlag, Frankfurt am Main.

Blass, Rachel B. (2013): Die Konzeptualisierung der Spaltung. Über die verschiedenen Bedeutungen der Spaltung und ihre Konsequenzen für das Verstehen des Einzelnen und des analytischen Prozesses. Psyche: Zeitschrift für Psychoanalyse und ihre Anwendungen, Jg. 67, Heft 2, 97–119.

Bleuler, Eugen (1916): Lehrbuch der Psychiatrie. Julius Springer Verlag, Berlin.

Bronisch, Thomas (2001): Probleme der Komorbidität von Posttraumatischer Belastungsstörung und Borderline-Persönlichkeitsstörung. Persönlichkeitsstörungen, Theorie und Therapie, Jg. 5, Heft 4, 216–225.

Bronisch, Thomas (2011): Suizidalität. In: Dulz, Birger, Herpertz, Sabine C., Kernberg, Otto F. & Sachsse, Ulrich (Hrsg.): Handbuch der Borderline-Störungen (zweite Auflage). Verlag Schattauer, Stuttgart, S. 406–411.

Brosch, Werner (2000): Halluzinationen. In: Stumm, Gerhard & Pritz, Alfred (Hrsg.): Wörterbuch der Psychotherapie. Springer Verlag, Wien/New York, S. 269.

Buchholz, Michael B. (2004a): Psycho-News II. Briefe zur empirischen Verteidigung der Psychoanalyse. Psychosozial-Verlag, Gießen.

Buchholz, Michael B. (2004b): Borderline-Kommunikation. Entwurf zu einem Forschungsprojekt. Unveröffentlichtes Forschungsmanuskript.

Buchholz, Michael B. (2005): Konversationsanalyse, Folien 1-93, Methoden der Qualitativen Forschung. Vortrag Sigmund Freud Privatuniversität, 10.12.2005.

Buchholz, Michael B. (2006): Psychotherapiewissenschaftliche Forschung an der SFU Wien. Schwerpunkte, Profil und Projekte. Unveröffentlichtes Forschungsmanuskript.

Buchholz, Michael B. (2008): Worte hören, Bilder sehen – Seelische Bewegungen und ihre Metaphern. Psyche: Zeitschrift für Psychoanalyse und ihre Anwendungen, Jg. 62, Heft 8, 552–580.

Buchholz, Michael B. (2009): Psycho-News IV. Briefe zur empirischen Verteidigung der Psychoanalyse. Psychosozial-Verlag, Gießen.

Buchholz, Michael, B. (2011): Das Unbewusste an der Oberfläche – Seelische Innenwelten und Konversation. In: Diederichs, Peter, Frommer, Jörg & Wellendorf, Franz (Hrsg.): Äußere und innere Realität. Theorie und Behandlungstechnik der Psychoanalyse im Wandel. Klett-Cotta Verlag, Stuttgart, S. 195–216.

Buchholz, Michael B. (2012): Kanama – Integration von Konversations-, Narrations- und Metaphernanalyse: Ein Beitrag zur qualitativen Erforschung therapeutischer Gespräche. In: Ochs, Matthias & Schweitzer, Jochen (Hrsg.): Handbuch Forschung für Systemiker. Vandenhoeck & Ruprecht, Göttingen, S. 215–239.

Buchholz, Michael B. & Gödde, Günter (2013): Balance, Rhythmus, Resonanz: Auf dem Weg zu einer Komplementarität zwischen »vertikaler« und »resonanter« Dimension des Unbewussten. Psyche: Zeitschrift für Psychoanalyse und ihre Anwendungen, Jg. 67, Heft 9/10, 844–880.

Buchholz, Michael B., Lamott, Franziska & Mörtl, Kathrin (2008): Tat-Sachen. Narrative von Sexualstraftätern. Psychosozial-Verlag, Gießen.

Buttny, Richard (2010): Client's and therapist's joint construction of the client's problems. Research on Language and Social Interaction, Jg. 29, Heft 2, 125–153.

Caligor, Eve, Kernberg, Otto F. & Clarkin, John F. (2010): Übertragungsfokussierte Psychotherapie bei neurotischer Persönlichkeitsstruktur. Verlag Schattauer, Stuttgart.

Caligor, Eve & Clarkin, John F. (2013): Ein Objektbeziehungsmodell der Persönlichkeit und der Persönlichkeitspathologie. In: Clarkin, John F., Fonagy, Peter & Gabbard, Glen O. (Hrsg): Psychodynamische Psychotherapie der Persönlichkeitsstörungen. Handbuch für die klinische Praxis. Verlag Schattauer, Stuttgart, S. 2–34.

Calliess, Iris, Sieberer, Marcel & Machleidt, Wielant: Transkulturelle Aspekte der Borderline-Störung. In: Dulz, Birger, Herpertz, Sabine C., Kernberg, Otto F. & Sachsse, Ulrich (Hrsg.): Handbuch der Borderline-Störungen (zweite Auflage). Verlag Schattauer, Stuttgart, S. 228–234

Chasseguet-Smirgel, Janine (1981): De Sade: Der Körper und der Mord an der Realität. Psyche: Zeitschrift für Psychoanalyse und ihre Anwendungen, Jg. 35, Heft 3, 237–252.

Chasseguet-Smirgel, Janine (1989): Anatomie der menschlichen Perversion. Deutsche Verlags-Anstalt, Stuttgart.

Clark, L. Pierce (1919): Some practical remarks upon the use of modified psychoanalysis in the treatment of borderland neuroses and psychoses. Psychoanalytic Review, Jg. 6, 306–308.

Clarkin, John F., Yeomans, Frank E. & Kernberg, Otto F. (2005): Psychotherapie der Borderline-Persönlichkeit. Manual zur Transference-Focused Psychotherapy (TFP) (zweite Auflage). Verlag Schattauer, Stuttgart.

Cramer, Victoria, Torgersen, Svenn & Kringlen Einar (2003): Personality disorders, prevalence, socio-demographic correlations, quality of life, dysfunction, and the question of continuity. PTT/Persönlichkeitsstörungen: Theorie und Therapie, Heft 7, 189–198.

Cremer, Jonas, Kruse, Jan & Wenzler-Cremer, Hildegard (2006): Interviews auf Computer überspielen und transkribieren: Ein Manual für die Aufnahme und Transkription von Interviews mit einfachen EDV-basierten Lösungen, Version 2006. http://www.soziologie.uni-freiburg.de/kruse/texte/manual (05.04.2013).

Davis, Kathy (1986): The Process of problem (Re)formulation in psychotherapy. Sociology of Health and Illness, Heft 8, 44–74.

Dickes, Robert (1974): The concept of borderline states: an alternative proposal. International Journal of Psychoanalytic Psychotherapy, Heft 3, 1–27.

Dilling, Horst, Mombour, Werner & Schmidt, Martin H. (Hrsg.). (2000): Internationale Klassifikation psychischer Störungen, ICD-10, Kapitel V (F), Klinisch-diagnostische Leitlinien (vierte Auflage). Verlag Hans Huber, Bern.

Dittman, Jürgen (1979): Einleitung – Was ist, zu welchen Zwecken und wie treiben wir Konversationsanalyse? In: Dittmann, Jürgen (Hrsg.): Arbeiten zur Konversationsanalyse. Verlag Niemeyer, Tübingen, S. 1–43.

Doering, Stephan (2011): Klassifikation und Testdiagnostik. In: Dulz, Birger, Herpertz, Sabine C., Kernberg, Otto F. & Sachsse, Ulrich (Hrsg.): Handbuch der Borderline-Störungen (zweite Auflage). Verlag Schattauer, Stuttgart, S. 303–327.

Dulz, Birger (2001a): Der Formenkreis der Borderline-Störungen: Versuch einer deskriptiven Systematik auf psychoanalytischer Grundlage. In: Kernberg, Otto F., Dulz, Birger & Sachsse,

Ulrich (Hrsg.): Handbuch der Borderline-Störungen (zweite Auflage – Sonderausgabe). Verlag Schattauer, Stuttgart, S. 57–74.

Dulz, Birger (2001b): Über die Aktualität der Verführungstheorie. In: Kernberg, Otto F., Dulz, Birger & Sachsse, Ulrich (Hrsg.): Handbuch der Borderline-Störungen (zweite Auflage – Sonderausgabe). Verlag Schattauer, Stuttgart, S. 11–25.

Dulz, Birger (2009): Sexualität und Angst. In: Dulz, Birger, Benecke, Cord & Richter-Appelt, Hertha (Hrsg.): Borderline-Störungen und Sexualität. Ätiologie – Störungsbild – Therapie. Verlag Schattauer, Stuttgart, S. 195–204.

Dulz, Birger & Ramb, Charlotte (2011): Haltende Funktion, technische Neutralität und persönliche Sympathie in der Beziehungszentrierten Psychodynamischen Psychotherapie. In: Dulz, Birger, Herpertz, Sabine C., Kernberg, Otto F. & Sachsse, Ulrich (Hrsg.): Handbuch der Borderline-Störungen (zweite Auflage). Verlag Schattauer, Stuttgart, S. 584–609.

Dulz, Birger & Sachse, Ulrich: Hysterie, Borderline-Persönlichkeitsstörung, Multiple Persönlichkeitsstörung und Dissoziative Identitätsstörung. In: Dulz, Birger, Herpertz, Sabine C., Kernberg, Otto F. & Sachsse, Ulrich (Hrsg.): Handbuch der Borderline-Störungen (zweite Auflage). Verlag Schattauer, Stuttgart, S. 429–440.

Dulz, Birger & Schneider, Angela (2001): Borderline-Störungen. Theorie und Therapie (zweite Auflage). Verlag Schattauer, Stuttgart.

Dunaif, Samuel & Hoch, Paul H. (1955): Pseudopsychopathic schizophrenia. In: Hoch, Paul H. & Zubin, Joseph (Hrsg.): Psychiatry and Law. Grune & Stratton, New York, S. 169–195.

Ekman, Paul (2010): Gefühle lesen. Wie sie Emotionen erkennen und richtig interpretieren (zweite Auflage). Springer Spektrum Verlag, München.

Ekman, Paul (2011): Ich weiß, dass du lügst. Was Gesichter verraten (zweite Auflage). Rowohlt TB Verlag, Hamburg.

Ermann, Michael (2012): Angst und Angststörungen, Psychoanalytische Konzepte. Verlag W. Kohlhammer, Stuttgart.

Favazza, Armando R. & Conterio, Karen (1989): Female habitual self-mutilators. Community Mental Health Care, Jg. 24, 22–30.

Feil, Markus G. & Knecht, Guntram (2007): SOTP im Maßregelvollzug – Erste Erfahrungen. In: Berner, Wolfgang, Briken, Peer & Hill, Andreas (Hrsg.): Sexualstraftäter behandeln mit Psychotherapie und Medikamenten. Deutscher Ärzte-Verlag, Köln, S. 69–83.

Fischer-Kern, Melitta & Springer-Kremser, Marianne (2008): Der Rattenmann: Zwangs-Neurose, Zwangs-Borderline, Zwangs-Psychose, Psyche: Zeitschrift für Psychoanalyse und ihre Anwendungen, Jg. 62, Heft 7, 381–396.

Flick, Uwe (2000): Qualitative Forschung. Theorie, Methoden, Anwendung in Psychologie und Sozialwissenschaften (fünfte Auflage). Rowohlt TB Verlag, Hamburg.

Fonagy, Peter & Bateman, Anthony W. (2004): Psychotherapy for Borderline Personality Disorder. Oxford University Press, Oxford/New York.

Fonagy, Peter, Gergely, György, Jurist, Elliot L. & Target, Mary (2008): Affektregulierung, Mentalisierung und die Entwicklung des Selbst (dritte Auflage). Klett-Cotta Verlag, Stuttgart.

Fonagy, Peter & Luyten, Patrick (2011): Die entwicklungspsychologischen Wurzeln der Borderline-Persönlichkeitsstörung in Kindheit und Adoleszenz: Ein Forschungsbericht unter dem Blickwinkel der Mentalisierungstheorie. Psyche: Zeitschrift für Psychoanalyse und ihre Anwendungen, Jg. 65, Heft 11, 900–952.

Fonagy, Peter & Target, Mary (2011): Psychoanalyse und die Psychopathologie der Entwicklung (dritte Auflage). Klett-Cotta Verlag, Stuttgart.

Frank, Claudia & Weiß, Heinz (Hrsg.): Projektive Identifizierung. Ein Schlüsselkonzept der psychoanalytischen Therapie. Klett-Cotta Verlag, Stuttgart.

Freud, Anna (1936): Das Ich und die Abwehrmechanismen, G.W. I. Kindler, München, S. 193–219.

Freud, Sigmund (1895): Studien über Hysterie, G.W. I. Fischer TB Verlag, Frankfurt am Main, S. 75–312.

Freud, Sigmund (1901): Zur Psychopathologie des Alltagslebens, G.W. IV. Fischer TB Verlag, Frankfurt am Main, S. 287–288.

Freud, Sigmund (1905): Bruchstück einer Hysterie-Analyse, G.W. V. Fischer TB Verlag, Frankfurt am Main, S. 161–286.

Freud, Sigmund (1910): Die Zukünftigen Chancen der psychoanalytischen Therapie, G.W. VIII. Fischer TB Verlag, Frankfurt am Main, S. 103–115.

Freud, Sigmund (1912): Ratschläge für den Arzt bei der psychoanalytischen Behandlung, G.W. VIII. Fischer TB Verlag, Frankfurt am Main, S. 375–387.

Freud, Sigmund (1913): Die Disposition zur Zwangsneurose, G.W. VIII. Fischer TB Verlag, Frankfurt am Main, S. 441–452.

Freud, Sigmund (1915): Bemerkungen über die Übertragungsliebe, G.W. X. Fischer TB Verlag, Frankfurt am Main, S. 305–321.

Freud, Sigmund (1922): Über einige neurotische Mechanismen bei Eifersucht, Paranoia und Homosexualität, G.W. XIII. Fischer TB Verlag, Frankfurt am Main, S. 192–207.

Freud, Sigmund (1925): Geleitwort zur ersten Auflage. In: Aichhorn, August (1957): Verwahrloste Jugend (vierte Auflage). Huber Verlag, Bern.S. 7–8.

Friedemann, Pfäfflin (2005): Buchbesprechung von Rohde-Dachser: Das Borderline-Syndrom. Psyche: Zeitschrift für Psychoanalyse und ihre Anwendungen, Jg. 59, Heft 8, 768–770.

Fyer, Minna R., Frances, Allen J., Sullivan, Timothy, Hurt, Stephen W. & Clarkin, John F. (1988): Comorbidity of borderline personality disorder. Archives of General Psychiatry, Vol. 45, 348–352.

Gabbard, Glen O. (2011): Die Borderline-Persönlichkeitsstörung als Schnittstelle zwischen Psychoanalyse und Neurologie. In: Dulz, Birger, Herpertz, Sabine C., Kernberg, Otto F. & Sachsse, Ulrich (Hrsg.): Handbuch der Borderline-Störungen (zweite Auflage). Verlag Schattauer, Stuttgart, S. 123–133.

Gast, Ursula (2011): Dissoziative (Identitäts-)Störungen und Borderline-Persönlichkeitsstörung – Diagnostik, Differenzialdiagnostik und therapeutische Implikation. In: Dulz, Birger, Herpertz, Sabine C., Kernberg, Otto F. & Sachsse, Ulrich (Hrsg.): Handbuch der Borderline-Störungen (zweite Auflage). Verlag Schattauer, Stuttgart, S. 412–428.

Goethe, Johann Wolfgang von (1836): Winkelmanns Briefe an Berendis. In: Goethes sämtliche Werke, Band 4. Tetot Freres, Paris, S. 377–407.

Goffman, Erving (1991): Interaktionsrituale. Über Verhalten in direkter Kommunikation (zweite Auflage). Suhrkamp Verlag, Frankfurt am Main.

Goffman, Erving (1991): Wir alle spielen Theater. Die Selbstdarstellung im Alltag (siebte Auflage). Piper Verlag, München.

Gruen, Arno (2002): Der Fremde in uns. Deutscher Taschenbuch Verlag, München.

Gülich, Elisabeth & Mondada, Lorenza (2008): Konversationsanalyse. Eine Einführung am Beispiel des Französischen. Niemeyer Verlag, Tübingen (= Romanistische Arbeitshefte 52).

Gunderson, John G. (2005): Borderline. Diagnostik, Therapie, Forschung. Verlag Hans Huber, Bern.

Gunderson, John G. & Singer, Margaret T. (1975): Defining borderline patients: an overview. American Journal of Psychiatry, Heft 132, 1–10.

Hak, Tony & de Boer, Fijge (1996): Formulations in first encounters. Journal of Pragmatics, Heft 25, 83–99.

Hare, Robert D. (2005): Gewissenlos: Die Psychopathen unter uns. Springer Verlag, Wien/New York.

Hartmann, Hans-Peter (2011): Narzissmus und Borderline-Persönlichkeitsstörung. In: Dulz, Birger, Herpertz, Sabine C., Kernberg, Otto F. & Sachsse, Ulrich (Hrsg.): Handbuch der Borderline-Störungen (zweite Auflage). Verlag Schattauer, Stuttgart, S. 344–354.

Have ten, Paul (2005): Doing Conversation Analysis: A Practical Guide (Introducing Qualitative Methods) (fünfte Auflage). Sage Publications Ltd, London, Thousand Oaks, New Delhi.

Hawellek, Barbara & Mair, Wolfgang (2002): Psychotische Symptome bei Borderline-Persönlichkeitsstörung – Diagnostik und Behandlung. PTT/Persönlichkeitsstörungen: Theorie und Therapie, Jg. 6, Heft 4, 205–280.

Heim, Edgar (2009): Die Welt der Psychotherapie. Entwicklungen und Persönlichkeiten. Klett-Cotta Verlag, Stuttgart.

Heimann, Paula. (1950): On countertransference. International Journal of Psychoanalysis, Heft 31, 81–84.

Henne, Helmut & Rehbock, Helmut (2001): Einführung in die Gesprächsanalyse (vierte Auflage). de Gruyter Studienbuch, Verlag Walter de Gruyter, Berlin/New York.

Herpertz, Sabine C. & Saß, Henning (2001): Die Borderline-Persönlichkeitsstörung in der historischen und aktuellen psychiatrischen Klassifikation. In: Kernberg, Otto F., Dulz, Birger & Sachsse, Ulrich (Hrsg.): Handbuch der Borderline-Störungen (zweite Auflage – Sonderausgabe). Verlag Schattauer, Stuttgart, S. 115–123.

Herpertz, Sabine C. & Saß, Henning (2011): Die Borderline-Persönlichkeitsstörung in der historischen und aktuellen psychiatrischen Klassifikation. In: Dulz, Birger, Herpertz, Sabine C., Kernberg, Otto F. & Sachsse, Ulrich (Hrsg.): Handbuch der Borderline-Störungen (zweite Auflage). Verlag Schattauer, Stuttgart, S. 35–43.

Herpertz-Dahlmann, Beate & Bühren, Katharina (2011): Anorexia nervosa in Adoleszenz und Erwachsenenalter. Verlauf der Essstörung, psychische Erkrankungen und Persönlichkeitsstörungen. PTT/Persönlichkeitsstörungen: Theorie und Therapie, Jg. 15, Heft 4, 237–300.

Hoch, Paul H. & Catell, James P. (1959): The diagnosis of pseudoneurotic schizophrenia. Psychiatric Quartely, Jg. 33, 17–43.

Hoch, Paul H. & Polatin, Phillip (1949): Pseudoneurotic forms of schizophrenia. Psychiatric Quarterly, Jg. 23, 248–276.

Hoffmann, Sven Olaf (2011): Angst – ein zentrales Phänomen in der Psychodynamik und Symptomatologie des Borderline-Patienten. In: Dulz, Birger, Herpertz, Sabine C., Kernberg, Otto F. & Sachsse, Ulrich (Hrsg.): Handbuch der Borderline-Störungen (zweite Auflage). Verlag Schattauer, Stuttgart, S. 375–383.

Hofmann, Ronald (2002): Bindungsgestörte Kinder und Jugendliche mit einer Borderline-Störung. Ein Praxisbuch für Therapie, Betreuung und Beratung. Klett-Cotta Verlag, Stuttgart.

Hölzer, Michael & Kächele, Horst (2003): Emotionen und psychische Struktur. In: Achim, Stephan & Henrik, Walter (Hrsg.): Natur und Theorie der Emotionen. Mentis Verlag, Paderborn, S. 164–183.

Hübner, Wulf (2004): Wenn aus Wörtern wieder Sachen werden. Überlegungen zur Theorie der symbolischen Gleichsetzung. In: Rohde-Dachser, Christa & Wellendorf, Franz (Hrsg.): Inszenierungen des Unmöglichen. Theorie und Therapie schwerer Persönlichkeitsstörungen. Klett-Cotta Verlag, Stuttgart, S. 106–130.

Hughes, Charles Hamilton (1884a): Borderland psychiatrics records-pro-dromal symptoms of psychical impairment. Alienist and Neurologist, Jg. 5, 85–91.

Hughes, Charles Hamilton (1884b): Moral (affective) insanity: psycho-sensory insanity. Alienist and Neurologist, Jg. 5, 297–314.

Hyman, Steven E. (2002): The new beginning of research on borderline personality disorder. Biological Psychiatry, Heft 51, 933–935.

Iacoboni, Marco (2009): Woher wir wissen, was andere denken und fühlen. Die neue Wissenschaft der Spiegelneuronen. Deutsche Verlags-Anstalt, München.

Jefferson, Gail (1985): An exercise in the transcription and analysis of laughter. In: van Dijk, Teun (Hrsg.): Handbook of discours analysis, Vol. 3. Academic Press, New York, S. 25–34.

Kapfhammer, Hans-Peter (2005): Neurobiologische Befunde bei Dissoziation und ihre Bedeutung für die Psychotherapie. Psychodynamische Psychotherapie, PDP, Forum der tiefenpsychologisch fundierten Psychotherapie, Dissoziation und dissoziative Störungen, Jg. 4, Heft 3, 125–188.

Kächele, Horst (2006): Editorial, Therapeutisches Schreiben – alte und neue Medien? Zeitschrift für Psychodynamische Psychotherapie, Jg. 5, Heft 3, 121–125.

Kernberg, Otto F. (1967): Borderline personality organization. Journal of the American Psychoanalytic Association, Heft 15, 641–685.

Kernberg, Otto F. (1975): Borderline Conditions and Pathological Narcissism. Jason Aronson, New York.

Kernberg, Otto F. (1978): Borderline-Störungen und pathologischer Narzißmus. Suhrkamp Verlag, Frankfurt am Main.

Kernberg, Otto F. (1983): Borderline-Störungen und pathologischer Narzissmus. Suhrkamp Taschenbuch, Frankfurt am Main.

Kernberg, Otto F. (2001a): Borderline-Persönlichkeitsorganisation und Klassifikation der Persönlichkeitsstörungen. In: Kernberg, Otto F., Dulz, Birger & Sachsse, Ulrich (Hrsg.): Handbuch der Borderline-Störungen (zweite Auflage – Sonderausgabe). Verlag Schattauer, Stuttgart, S. 45–56.

Kernberg, Otto F. (2001b): Übertragungsfokussierte Psychotherapie von Patienten mit einer Borderline-Persönlichkeitsorganisation. In: Kernberg, Otto F., Dulz, Birger & Sachsse, Ulrich (Hrsg.): Handbuch der Borderline-Störungen (zweite Auflage – Sonderausgabe). Verlag Schattauer, Stuttgart, S. 447–460.

Kernberg, Otto F. (2006): Der nahezu unbehandelbare narzisstische Patient. In: Kernberg, Otto F. & Hartmann, Hans-Peter (Hrsg.): Narzissmus. Grundlagen, Störungsbilder, Therapie. Verlag Schattauer, Stuttgart, S. 705–727.

Kernberg, Otto F. (2009): Sexualpathologie bei Borderline-Patienten. In: Dulz, Birger, Benecke, Cord & Richter-Appelt, Hertha (Hrsg.): Borderline-Störungen und Sexualität. Ätiologie, Störungsbild, Therapie. Verlag Schattauer, Stuttgart, S. 167–174.

Kernberg, Otto F. (2013): Schwere Persönlichkeitsstörungen: Theorie, Diagnose und Behandlungsstrategien (achte Auflage). Klett-Cotta Verlag, Stuttgart.

Kernberg, Otto F., Dulz, Birger & Eckert, Jochen (Hrsg.): Wir: Psychotherapeuten über sich und ihren »unmöglichen« Beruf. Psychosozial-Verlag, Gießen.

Kernberg, Otto F. & Levy, Kenneth N. (2011): Borderline-Persönlichkeitsstörung und Borderline-Persönlichkeitsorganisation – Psychopathologie und Diagnose. In: Dulz, Birger, Herpertz, Sabine C., Kernberg, Otto F. & Sachsse, Ulrich (Hrsg.): Handbuch der Borderline-Störungen (zweite Auflage). Verlag Schattauer, Stuttgart, S. 286–300.

Kernberg, Otto F., Selzer, Michael A., Koenigsberg, Harold W., Carr, Arthur C. & Appelbaum, Ann H. (1993): Psychodynamische Therapie bei Borderline-Patienten. Verlag Hans Huber, Bern.

Kernberg, Paulina F. (1992): Aktuelle Perspektiven über Abwehrmechanismen. Bulletin der Wiener Psychoanalytischen Vereinigung. Heft 1, 1–45.

Kernberg, Paulina F., Weiner, Alan S. & Bardenstein, Karen K. (2001): Persönlichkeitsstörungen bei Kindern und Jugendlichen. Klett-Cotta Verlag, Stuttgart.

Kind, Jürgen (2001): Zur Entwicklung psychoanalytischer Borderline-Konzepte seit Freud. In: Kernberg, Otto F., Dulz, Birger & Sachsse, Ulrich (Hrsg.): Handbuch der Borderline-Störungen (zweite Auflage – Sonderausgabe). Verlag Schattauer, Stuttgart, S. 27–44.

Kindt, Walther (1984): Zur interaktiven Behandlung von Deutungen in Therapiegesprächen. Journal of Pragmatics, Jg. 8, 731–751.

Klein, Melanie (1997): Die Psychoanalyse des Kindes, Gesammelte Schriften, Bd. 2 (1. Auflage). Frommann-Holzboog, Stuttgart-Bad Cannstatt.

Klein, Melanie (1983): Bemerkungen über einige schizoide Mechanismen. In: Das Seelenleben des Kleinkindes (2. Auflage). Klett-Cotta Verlag, Stuttgart, S. 131–163.

Koenigsberg, Harold W. (2001): Gegenübertragung. In: Kernberg, Otto F., Dulz, Birger & Sachsse, Ulrich (Hrsg.): Handbuch der Borderline-Störungen (zweite Auflage – Sonderausgabe). Verlag Schattauer, Stuttgart, S. 87–97.

Koopmann, Helmut (2002): Goethe und Frau von Stein. Geschichte einer Liebe. Beck Verlag, München.

Kraepelin, Emil (1893): Psychiatrie. Ein kurzes Lehrbuch für Studierende und Ärzte (vierte Auflage). Abel, Leipzig.

Labov, William & Fanshel, David (1977): Therapeutic Discourse. Psychotherapy as Conversation. Academic Press, New York/San Francisco/London.

Lammers, Claas-Hinrich & Jacob, Gitta A. (2011): Selbstwert, Scham und Narzissmus bei Borderline-Persönlichkeitsstörung. In: Dulz, Birger, Herpertz, Sabine C., Kernberg, Otto F. & Sachsse, Ulrich (Hrsg.): Handbuch der Borderline-Störungen (zweite Auflage). Verlag Schattauer, Stuttgart, S. 449–456.

Laplanche, Jean & Pontalis, Jean-Bertrand (1986): Das Vokabular der Psychoanalyse (siebte Auflage). Suhrkamp Verlag, Frankfurt am Main.

Leichsenring, Falk (2003): Borderline-Stile: Denken, Fühlen, Abwehr und Objektbeziehungen – Eine ganzheitliche Sichtweise (zweite Auflage). Verlag Hans Huber, Bern.

Lindemann, Katrin (2012): Angst im Gespräch: Eine gesprächsanalytische Studie zur kommunikativen Darstellung von Angst. V&R unipress, Göttingen.

Linehan, Marsha M. (1996): Dialektische-Behaviorale Therapie der Borderline-Persönlichkeitsstörung. CIP-Medien, München.

Mann, David (1999): Psychotherapie: Eine erotische Beziehung. Klett-Cotta Verlag, Stuttgart.

Meltzer, Donald (2007): Sexualität und psychische Struktur. Veröffentlichungen des Klein Seminars Salzburg, Band 7. Hrsg. von Karl und Ruth Mätzler. edition diskord, Berlin.

Mertens, Wolfgang (2000): Anna O. Einführung in die psychoanalytische Therapie, Band 1 (dritte Auflage). Kohlhammer, Stuttgart.

Mertens, Wolfgang (2009): Internationale Zeitschriftenschau: Psychotherapie & Sozialwissenschaft. Zeitschrift für qualitative Forschung und klinische Praxis. Psyche: Zeitschrift für Psychoanalyse und ihre Anwendungen, Jg. 63, Heft 9, 794–803.

Millon, Theodore (1993): Borderline personality disorder. A psychosocial epidemic. In: Paris, Joel (Hrsg.): Borderline Personality Disorder: Etiology and Treatment. American Psychiatric Press, Washington, S. 197–210.

Moldzio, Andrea & Richter-Appelt, Hertha (2009): Formen weiblicher Perversion. In: Dulz, Birger, Benecke, Cord & Richter-Appelt, Hertha (Hrsg.): Borderline-Störungen und Sexualität. Ätiologie, Störungsbild, Therapie. Verlag Schattauer, Stuttgart, S. 175–180.

Moore, Thomas V. (1921): The Parataxis: A study and analysis of certain borderline mental states. The Psychoanalytic Review, Jg. 8, 252–283.

Morgenthaler, Fritz (2011): Homosexualität, Heterosexualität, Perversion (zweite Auflage). Psychosozial-Verlag, Gießen.

Murphy, Henry Brian M. (1982): Comparative Psychiatry. Springer, New York.

Murray, Stephen O. (1998): American Sociolinguistics, Theorists and Theory Groups. John Benjamins Publishing Company, Amsterdam.

Nandi, D.N., Banerjee, Gauranga, Nandi, Sabyasachi & Nandi, Partha Sarathi (1992): Is Hysteria on the Wane? In: British Journal of Psychiatry, Heft 160, 87–91.

Ogden, Thomas H. (1979): On projective identification. International Journal of Psychoanaysis, Heft 60, S. 357–372. Dt: Die projektive Identifikation (übersetzt von W. Skogstad). Forum der Psychoanalyse, Heft 4, 1–21.

Ogden Thomas H. (1982): Projective Identification and Psychotherapeutic Technique. Jason Aronson, New York.

Paris, Joel (1996): Social Factors in the Personality Disorders. A biopsychosocial approach to etiology and treatment. University Press, New York/Cambridge.

Peräkylä, Anssi, Antaki, Charles, Vehviläinen, Sanna & Leudar, Ivan (2008): Analysing psychotherapy in practice. In: Peräkylä, Anssi, Antaki, Charles, Vehviläinen, Sanna & Leudar, Ivan (Hrsg.): Conversation Analysis and Psychotherapy: Psychotherapy in Practice. Cambridge University Press, Cambridge, S. 5–25.

Pittinger Robert, E., Hockett, Charles F. & Danehy, John J. (1960): The First Five Minutes. A Sample of Microscopic Interview analyses. Publisher Paul Martineau, Ithaca/New York.

Przyborski, Aglaja (2004): Gesprächsanalyse und dokumentarische Methode: Qualitative Auswertung von Gesprächen, Gruppendiskussionen und anderen Diskursen. Verlag für Sozialwissenschaften, Wiesbaden.

Richter-Appelt, Hertha (2011): Borderline-Störungen und Sexualität. In: Dulz, Birger, Herpertz, Sabine C., Kernberg, Otto F. & Sachsse, Ulrich (Hrsg.): Handbuch der Borderline-Störungen (zweite Auflage). Verlag Schattauer, Stuttgart, S. 492–509.

Rohde-Dachser, Christa (1979): Das Borderline-Syndrom. Psyche: Zeitschrift für Psychoanalyse und ihre Anwendungen, Jg. 33, Heft 6, 481–527.

Rohde-Dachser, Christa (1987): Ausformungen der ödipalen Dreieckskonstellation bei narzißtischen und bei Borderline-Störungen. Psyche: Zeitschrift für Psychoanalyse und ihre Anwendungen, Jg. 57, Heft 9, 773–799.

Rohde-Dachser, Christa (1995): Im Schatten des Kirschbaums. Psychoanalytische Dialoge. Verlag Hans Huber, Bern.

Rohde-Dachser, Christa (1996): Einführung in die psychoanalytische Krankheitslehre. Autobahnuniversität. 14 Tonkassetten. Heidelberg: Verlag Carl-Auer-Systeme.

Rohde-Dachser, Christa (1999): Leiden am Selbst: Psychoanalyse der Persönlichkeitsstörung. Universität Frankfurt SS 1998, 1999 Auditorium Netzwerk. 11 Tonbandkassetten. Vier-Türme-Verlag, Münsterschwarzach.

Rohde-Dachser Christa (2000): Das Borderline-Syndrom (sechste Auflage). Verlag Hans Huber, Bern.

Rohde-Dachser, Christa (2004a): Das Borderline-Syndrom (siebte vollständig überarbeitete und erweiterte Auflage). Verlag Hans Huber, Bern.

Rohde-Dachser Christa (2004b): Psychotherapie von Borderline-Patienten. In: Lang, Hermann (Hrsg.): Was ist Psychotherapie und wodurch wirkt sie? Verlag Königshausen & Neumann, Würzburg, S. 223–233.

Rohde-Dachser, Christa & Wellendorf, Franz (Hrsg.). (2005): Inszenierungen des Unmöglichen: Theorie und Therapie schwerer Persönlichkeitsstörungen. Klett-Cotta Verlag, Stuttgart.

Rohde-Dachser, Christa (2010): Schwermut als Objekt. Über Struktur und Inhalt der Borderline-Depression. Psyche: Zeitschrift für Psychoanalyse und ihre Anwendungen, Jg. 64, Heft 9/10, 862–889.

Rizzolatti, Giacomo & Sinigaglia, Corrado (2008): Empathie und Spiegelneurone. Die biologische Basis des Mitgefühls. Verlag Suhrkamp, Frankfurt am Main.

Rosse, Irving C. (1890): Clinical evidences of borderland insanity. Journal of Nervous and Mental Disease, Heft 78, 669–683.

Rogers, Carl (1942): The use of electrically recorded interviews in improving psychotherapeutic techniques. American Journal of Orthopsychiatry, Heft 12, 429–434.

Rudolf, Gerd (1993): Die Struktur der Persönlichkeit. In: Rudolf, Gerd: Psychotherapeutische Medizin. Enke, Stuttgart, S. 55–83.

Rudolf, Gerd, Buchheim, Peter, Ehlers, Wolfram, Küchenhoff, Joachim, Muhs, Aribert, Pouget-Schors, Doris, Rüger, Ulrich, Seidler, Günter Harry & Schwarz, F. (1995): Struktur und Strukturelle Störung. Zeitschrift für Psychosomatische Medizin und Psychotherapie, Heft 13, 41(3), 197–212.

Rüger, Ulrich & Reimer, Christian (2006): Psychodynamische Psychotherapien: Lehrbuch der tiefenpsychologisch fundierten Psychotherapieverfahren. Verlag Springer, Berlin.

Sachsse, Ulrich (2001): Selbstverletzendes Verhalten – somatopsychosomatische Schnittstelle der Borderline-Persönlichkeitsstörung. In: Kernberg, Otto F., Dulz, Birger & Sachsse, Ulrich (Hrsg.): Handbuch der Borderline-Störungen (zweite Auflage – Sonderausgabe). Verlag Schattauer, Stuttgart, S. 347–370.

Sack, Martin, Sachsse, Ulrich & Dulz, Birger (2011): Ist die Borderline-Persönlichkeitsstörung eine Traumafolgestörung? In: Dulz, Birger, Herpertz, Sabine C., Kernberg, Otto F. & Sachsse, Ulrich (Hrsg.): Handbuch der Borderline-Störungen (zweite Auflage). Verlag Schattauer, Stuttgart, S. 197–202.

Sandler, Joseph (1988): Das Konzept der projektiven Identifizierung. Zeitschrift für Psychoanalytische Theorie und Praxis, Jg. 3, 147–164.

Sandler, Joseph, Dare, Christopher & Holder, Alex (2001): Die Grundbegriffe der psychoanalytischen Therapie (achte Auflage). Klett-Cotta Verlag, Stuttgart.

Saß, Henning, Wittchen, Hans-Ulrich & Zaudig, Michael (2003): DSM-IV-TR. Diagnostisches und Statistisches Manual Psychischer Störungen – Textrevision. Verlag Hogrefe, Göttingen.

Sato, Toru & Takeichi, Masatoshi (1993): Lifetime prevalence of specific psychiatric disorders in a general medicine clinic. General Hospital Psychiatry, Jg. 15, 224–233.

Scharfetter, Christian (1985): Allgemeine Psychopathologie: Eine Einführung (zweite, überarbeitete Auflage). Thieme Verlag, New York/Stuttgart.

Scharfetter, Christian (2010): Allgemeine Psychopathologie: Eine Einführung (sechste, überarbeitete Auflage). Thieme Verlag, New York/Stuttgart.

Scharfetter, Christian & Bleuler, Manfred (1999): Schizophrene Menschen: Diagnostik, Psychopathologie, Forschungsansätze (fünfte Auflage). Beltz Verlag, Weinheim.

Schneider, Kurt (1942): Die psychopathischen Persönlichkeiten (fünfte, verbesserte Auflage). Franz Deuticke Verlag, Wien.

Schneider, Kurt (1946): Beiträge zur Psychiatrie. Georg Thieme Verlag, Wiesbaden.

Schneider, Kurt (1966): Klinische Psychopathologie (siebte Auflage). Thieme Verlag, New York/Stuttgart.

Schneider-Heine, Agnes & Lohmer, Mathias (2011): Abwehr und Gegenübertragung. In: Dulz, Birger, Herpertz, Sabine C., Kernberg, Otto F. & Sachsse, Ulrich (Hrsg.): Handbuch der Borderline-Störungen (zweite Auflage). Verlag Schattauer, Stuttgart, S. 559–565.

Schweiger, Ulrich & Sipos, Valerija (2011): Komorbidität von Borderline-Persönlichkeitsstörung und Essstörung. In: Dulz, Birger, Herpertz, Sabine C., Kernberg, Otto F. & Sachsse, Ulrich (Hrsg.): Handbuch der Borderline-Störungen (zweite Auflage). Verlag Schattauer, Stuttgart, S. 482–491.

Segal, Hanna (2004): Melanie Klein. edition discord, Tübingen.

Skodol, Andrew E., Gunderson, John G., Pfohl, Bruce M., Widiger, Thomas A., Livesley, John W. & Siever, Larry J. (2002): The borderline diagnosis I: psychopathology, comorbidity and personality structure. Biological Psychiatry, Jg. 51, Heft 12, 936–950.

Spillius, Elizabeth Bott (2007): Projektive Identifizierung: Zurück in die Zukunft. In: Frank, Claudia & Weiß, Heinz (Hrsg.): Projektive Identifizierung. Klett-Cotta Verlag, Stuttgart, S. 185–197.

Spitzer, Carsten, Wingenfeld, Katja & Freyberger, Harald J. (2011): Psychosenahe Symptome. In: Kernberg, Otto F., Dulz, Birger & Sachsse, Ulrich (Hrsg.): Handbuch der Borderline-Störungen (zweite Auflage). Verlag Schattauer, Stuttgart.

Sponsel, Rudolf (2000): Der geheimnisvolle Wandel der Borderline Persönlichkeits-Diagnostik vom DSM-III zum DSM-IV. http://www.sgipt.org/diagnos/bord_dk.htm (13.04.2013).

Springer-Kremser, Marianne & Schuster, Peter (1994): Anwendungen der Psychoanalyse. Gesundheit und Krankheit aus psychoanalytischer Sicht. WUV Studienbücher, Wien.

Springer-Kremser, Marianne & Schuster, Peter (1997): Bausteine der Psychoanalyse: Eine Einführung in die Tiefenpsychologie. WUV Studienbücher, Wien.

Stern, Adolf (1938): Psychoanalytic investigation o fand therapy in the borderline group of neuroses. Psychoanalytic Quaerly, Jg. 7, 467–489.

Stern, Daniel (2005): Der Gegenwartsmoment. Veränderungsprozesse in Psychoanalyse, Psychotherapie und Alltag (erste Auflage). Brandes und Apsel, Frankfurt am Main.

Stern, Daniel (2008): Persönliche Mitteilung, Seminar Säuglingsbeobachtung, SFU.

Stern, Daniel, Sander, Louis, Nahum, Jeremy, Harrison, Alexandra, Lyons-Ruth, Karlen, Morgan, Alec, Bruschweilerstern, Nadia & Tronick, Edward (2002): Nicht-deutende Mechanismen in der psychoanalytischen Therapie. Das »Etwas-Mehr« als Deutung. Psyche: Zeitschrift für Psychoanalyse und ihre Anwendungen, Heft 56, 974–1006 (unter dem Titel »Non-interpretative mechanisms in psychoanalytic therapy. The ›somethingmore‹ than interpretation« erstmals erschienen in International Journal of Psycho-Analysis, Heft 79, 903–921; das Postskriptum wurde der deutschen Übersetzung angefügt).

Stiles, Willam B. (2008): Forword, Filling the gaps. In: Peräkylä, Anssi, Antaki, Charles, Vehviläinen, Sanna & Leudar, Ivan (Hrsg.): Conversation Analysis and Psychotherapy: Psychotherapy in Practice. Cambridge University Press, Cambridge, S. 1–4.

Stoller, Robert J. (1998): Perversion. Die erotische Form von Hass. Psychosozial-Verlag, Gießen.

Stone, Michael H. (2001): Entwickelt sich die Borderline-Persönlichkeitsstörung zu einem Massenphänomen? In: Kernberg, Otto F., Dulz, Birger & Sachsse, Ulrich (Hrsg.): Handbuch der Borderline-Störungen (zweite Auflage – Sonderausgabe). Verlag Schattauer, Stuttgart, S. 3–9.

Streek, Ulrich (2009): Der Psychotherapeut »unter Druck« . Über Kontrolle, projektive Identifikationen und die Ablauforganisation des therapeutischen Gespräches. Psychotherapie & Sozialwissenschaft. Zeitschrift für qualitative Forschung und klinische Praxis, Jg. 11, Heft 1 (= Jubiläumsheft. Hrsg. von Brigitte Bothe und Markus Matthys), 19–35.

Stresing, Anne-Maria (2009): Patienten mit somatoformen Störungen im psychotherapeutischen Gespräch. Eine konversationsanalytische Untersuchung zur interaktiven Erarbeitung eines psychosomatischen Krankheitsverständnisses. Inaugural-Dissertation zur Erlangung der Doktorwürde der Philologischen Fakultät der Albert-Ludwigs-Universität Freiburg i.Br.; vorgelegt im WS 2008/09.

Thomä, Helmut & Kächele, Horst (2006a): Psychoanalytische Therapie: Grundlagen (dritte, überarbeitete Auflage). Springer Verlag, Heidelberg.

Thomä, Helmut & Kächele, Horst (2006b): Psychoanalytische Therapie: Forschung (dritte, überarbeitete Auflage). Springer Verlag, Heidelberg.

Togersen, Svenn, Kringlen, Enar & Cramer, Victoria (2001): The prevalence of personality disorders in a community sample. Archives of General Psychiatry, Jg. 58, Heft 6, 590–596.

Trautmann-Voigt, Sabine & Voigt, Bernd (2011): Körpertherapie und Körperpsychotherapie bei Borderline-Störungen. In: Dulz, Birger, Herpertz, Sabine C., Kernberg, Otto F & Sachsse, Ulrich (Hrsg.): Handbuch der Borderline-Störungen (zweite Auflage). Verlag Schattauer, Stuttgart, S. 805–812.

Trenk-Hinterberger, Sabine (2005): Die Abbruchdrohung im psychoanalytischen Prozeß. Psyche: Zeitschrift für Psychoanalyse und ihre Anwendungen, Jg. 59, Heft 3, 224–249.

Vehviläinen, Sanna (2008): Identifying and managing resistance. In: Peräkylä, Anssi, Antaki, Charles, Vehviläinen, Sanna & Leudar, Ivan (Hrsg.): Conversation Analysis and Psychotherapy: Psychotherapy in Practice. Cambridge University Press, Cambridge, S. 120–138.

Vollmoeller, Wolfgang (1997): Angst bei Persönlichkeitsstörung. PTT/Persönlichkeitsstörungen: Theorie und Therapie, Jg. 2, Heft 2, 93–100.

Weiß, Heinz (2004): Borderline-Kommunikation als Herausforderrung an das therapeutische Verstehen – Containment und Deutungsstrategien. In: Lang, Hermann (Hrsg.): Was ist Psychotherapie und wodurch wirkt sie? Königshausen & Neumann, Würzburg, S. 211–222.

Weiß, Heinz (2007): Projektive Identifizierung und Durcharbeiten in der Gegenübertragung. In: Frank, Claudia & Weiß, Heinz (Hrsg.): Projektive Identifizierung. Ein Schlüsselkonzept der psychoanalytischen Therapie. Klett-Cotta Verlag, Stuttgart, S. 185–197.

Weiß, Heinz (2007): Ein mehrphasiges Modell der projektiven Identifizierung. Psyche: Zeitschrift für Psychoanalyse und ihre Anwendungen. Jg. 61, Heft 2, 151–173.

Weiß, Heinz (2009): Das Labyrinth der Borderline-Kommunikation. Klinische Zugänge zum Erleben von Raum und Zeit. Klett-Cotta Verlag, Stuttgart.

Wilhelmsen, Ingvard & Jantschek, Günter (2007): Psychotherapie bei Hypochondrie – Sinnsuche in der Kognitiven Verhaltenstherapie. PTT/Persönlichkeitsstörungen: Theorie und Therapie, Jg. 11, Heft 4, 247–255.

Wilke, Stefanie. (1992): Die erste Begegnung. Eine konversations- und inhaltsanalytische Untersuchung der Interaktion im psychoanalytischen Erstgespräch. Asanger Verlag, Heidelberg.

Winnicott, Donald W. (1997): Von der Kinderheilkunde zur Psychoanalyse (Auflage 13.–14. Tausend). Fischer TB, Frankfurt am Main.

Wolberg, Arlene Robbins (1973): The borderline patient. Intercontinental Medical Book Corporation, New York.

Work Group on Borderline Personality Disorder (2001): Practice guideline for the treatment of patients with borderline personality disorder. The American Journal of Psychiatry, Heft 158, S. 1–52.

Wurmser, Léon (2008): Das Rätsel des Masochismus: Psychoanalytische Untersuchungen von Gewissenszwang und Leidenssucht (zweite Auflage). Psychosozial-Verlag, Gießen.

Yeomans, Frank E. & Diamond, Diana (2011): Übertragungsfokussierte Psychotherapie (Transference-focused Psychotherapy, TFP) und Borderline-Persönlichkeitsstörung. In: Dulz, Birger, Herpertz, Sabine C., Kernberg, Otto F. & Sachsse, Ulrich (Hrsg.): Handbuch der Borderline-Störungen (zweite Auflage). Verlag Schattauer, Stuttgart, S. 543–558.

Zepf, Siegfried (2000): Allgemeine Psychoanalytische Neurosenlehre, Psychosomatik und Sozialpsychologie. Ein kritisches Lehrbuch. Psychosozial-Verlag, Gießen.

Anhang

Erstes Interview – Transkript I. C.

A: Klient
B: Therapeut

A: A, also, ich war diese Woche in W.
B: Ja
A: Und hab halt für Französisch und Psycho mein Spezialgebiet abgebn und für Mathe heute und Französisch und Psycho, ah, war irgendwie enttäuschend, weil, mmh, ich bin halt hinkommen und hab ihnen das gebn und, na, er muss sich's erst durchlesen, klar, das eine hat über 20 Seiten, das dauert halt schon, bis er's durchgles'n hat;
B: Über Martinique oder über die Kriminalpsychologie?
A: Kriminalpsychologie und ähhm, ja, er hat nicht wirklich viel gsagt und so, ich trau mich dann auch nicht wirklich, irgendwelche Fragen zu stellen, weil die Lehrer kommen ma dann dort irgendwie so in Hektik vor, auch mit den Sprechstunden und ja, dadurch, stark ungeduldig, dann trau ich mich nicht, auch weitere Fragen zu stellen, obwohl ich noch welche hätt, weil ich ma dann denk, ja, werns patzig und so und das brauch ich auch nicht; also ja, da hat er halt gsagt, ich soll nächste Woche Dienstag wiederkommen, was ich auch machen werd, ich hoff, er hat's bis dahin glesn und dann schau ma mal; und dann hab ich gestern noch angrufen, ob der Mathematiklehrer heute da ist, weil das is ja nicht so sicher in der Schul und dann war ich halt bei dem und der war eh recht nett und so und hat gsagt, es passt alles, Mathe hat er sich ja nur durchschaun brauchen, das muss er ja nicht wirklich

lesen, weil das sind ja Zahlen, und ja das hat ihm halt gfalln, soweit er das beurteilen hat können und ja, dann hab ich ihm halt auch noch so Fragen g'stellt weg'n, weg'n der Stoffeinschränkung, weil, ja, weil ich mir bei manchen Sachen nicht sicher war, so Herleitungen und so, ob ich das können muss, weil ein Teil von den Herleitungen wird in, also wurde in der alten Schule auch verlangt, und in der S. Schule, wo ich dann war, ham sie wieder gsagt, es kommen jegliche Art von Herleitungen; nur, ja, da ich mich da nicht so besonders gut auskenn', weil, ja, weil ich keine Mathematikerin bin und Herleitungen sind halt was, wo man sich auskennen sollt, hab ich ihn halt gfragt, ob ich das können muss, hat er gsagt, nein, brauch ich nicht können und ein paar Sachen hat er auch gsagt, das muss ich nicht können und das wird schon werden, ja, halt, da hab ich ihm aber auch gsagt, was ich eben von Leuten ghört hab, dass Blödsinn ist, was die Leute in Pernfeld sagen und dass in Wirklichkeit alles kommt und ja, weil ich wissen wollt, was er dazu sagt

B: Ja

A: Und er hat gmeint, das is, weil sich die Leute nicht auskennen und so und deswegen redn, ja. Ich bin mir jetzt zwar noch immer nicht sicher, einerseits ist es so blöd, weil, das hab ich in meiner alten Schule auch ghabt, dass ich, oder dass halt meine Klasse fragt, ob irgendwas Spezielles kommt oder so und die Lehrerin oder der Lehrer hat da mit Nein geantwortet und es is doch kommen, was tust dann?

B: Ja

A: Ich mein, o. k., wenn die Lehrerin nett ist und Fehler sich eingestehen kann, dann sagt sie eben ja, habt's Recht, streich ma den, das hat's schon oft geb'n, aber meistens is halt so, dass die Lehrer das dann eben negieren. Das hams nie gsagt und, weiß ich net was, das is ein Problem, weil, mhm, die Lehrer kenn ich überhaupt nicht und von denen hängt es wirklich ab, jetzt, kann ich nicht sagen, na, ich mag die Lehrer nicht und ich will bei wem andern maturieren, kann ich nicht machen und, ja, wenn dann irgendwer blöd kommen soll und ich reg mich auf, dann mach ich mich glaub ich nicht grad beliebt. (-)

B: Jedenfalls scheint es, wenn das Vertrauen nicht funktioniert, dann überhaupt schwierig, dass man miteinander auskommt, würd' ich sagen, was vereinbart oder angedeutet wird, dass etwas nicht kommt und es kommt, dann kann man grundsätzlich schwer zusammenleben als Menschen.

A: Ja, eben, und mein Problem is, dass ich persönlich hab eigentlich, bis auf Geschichte, keine schlechten Erfahrungen noch in Baden gmacht, weil in

Geschichte wars halt so, ich hab meine Stoffliste bekommen, ich hab das alles glernt und so und dann hat er mir eine Frage aus dem Alltag g'stellt, also er hat mich gfragt schon zu einem Thema, aber was die neuesten Nachrichten sind und ich hab keine Nachrichten g'schaut in der Zeit, wo ich glernt hab, also, ich schau's eigentlich überhaupt gar nicht, ich hab halt nicht g'wusst, was jetzt los sein sollt oder so.

B: Mhm

A: Und, ja, daraufhin hab ich nur einen Vierer bekommen, also, das, das war schon etwas, wo ich mir dacht hab, das hätt er eigentlich sag'n können, dass wir Fernsehschauen soll'n.

B: Ja

A: Aber, ja, und wenn ich hab mich ja immer oder so gut wie immer vorher bei Lehrern erkundigt, woraufs Wert legen, ah, was sie jetzt wirklich also intensiv wissen wollen und was eher nur oberflächlich und so, und ich bin immer hingangen, weil ich schaun wollt, wie die Lehrer eigentlich sind, also, ob die eher nett sind oder streng und so, weil das für mich selber wichtig war, ich hab nicht danach glernt, sondern ich wollt einfach nur wissen, oder, oder mich beruhigen. Und also wars auf jeden Fall in Biologie und da bin ich halt hingangen und hab den halt gfragt, weil, ich hab ja, glaub noch von der Merkurschule so ein, ein, ein Zettel kriegt, wo die ganzen Stoffgebiete draufgstanden sind und damit bin ich halt nach Pernfeld gangen und der hat ma halt gsagt, den Punkt kann ich ganz streichen, das war wirklich ein großes Kapitel und er hat gsagt, das kann ich streichen, das hat er schon jahrelang nimmer gfragt, das war irgendwie so, Schwangerschaft und die Entwicklung des Babies, das is halt, ja, es is dann auch über die Periode gangen,

B: Ja, ja

A: So Sachen, die man eigentlich weiß und die man eigentlich eh auch in der Unterstufe auch lernt. Und er hat gmeint, das ganze Kapitel über die Schwangerschaft kann ich streichen. Und das hab ich dann auch gmacht und ja, dann warn noch ein paar Sachen, die er mich streichen hat lassen und dann is Prüfung gangen und es is nix davon kommen und ja meine Schulkollegin hat's dann selber gmacht, weil, die hat einen Termin dann später Prüfung gmacht;

B: Ja

A: Und bei der, ich glaub, das Kapitel is auch nicht kommen, aber sonst is alles kommen; auch die Sachen, die nicht irgendwie, also, die ich streichen hab können, sind trotzdem kommen und, ja, ich weiß nicht, das war dann so in Latein, ich mein, ich hatte kein Latein, aber, bei ihr war das halt so, dass sie die 8. Klasse glernt hat und dann is etwas kommen von Cäsar und ich glaub, Cäsar is 7. Klasse und ja, dann hat sie halt gmeint, das war nicht von dem Stoffgebiet und so und jemand hat gmeint, man muss alles können in der 8. Klasse; und, ja, jetzt weiß ich nicht, ich mein', es verunsichert mich total, dass die anderen so schlechte Erfahrungen gemacht haben, weil, ja, kann ja nur Glück sein, dass ich bis jetzt keine gemacht hab. (-) Oder sie hat sich zu wenig erkundigt, das weiß ich nicht, weil zum Beispiel in Mathe is eben so, dass ich dann den Stoffzettel kriegt hab, weil ich eben dort war, ich hab von der Schule selbst, von der Schule in Pernfeld nur für Deutsch einen Stoffzettel bekommen und dann bin ich halt hingangen und wollt für die anderen auch haben und die ham ma dann gsagt, für Englisch und Französisch gibt's keine, musst ja eh alles können und für Psychologie und Mathematik hab ich dann einen kriegt, und der Stoffzettel in Mathe war eigentlich eh ziemlich ausführlich und so, ein paar Sachen ham halt gefehlt und der, also der Mathelehrer hat gemeint, das brauch ma nicht können und, ja, und der Merkur hat gsagt, das is total Blödsinn, was der Stoffzettel, auf den kann ma scheißen, weil, ja, weil sowieso alles kommen wird und ich weiß jetzt noch, einer, der is letztes Mal beim Abitur durchgflogn, der hat, da war irgendwie lineare Optimierung und er hat sich dacht, dass des nicht kommt oder er hat gsagt, es hat gheißn, das kommt nicht und es is dann doch kommen, nur ich weiß nicht, woher er seine Informationen jetzt hat, o. k., wenn die S. Schule gsagt hat, es kommt nicht

B: Ja

A: Dann können die in M. nix dafür, weil, ich hab, also den Zettel, den ich bekommen hab, da steht 93 drauf, also 1993, d. h., letztes Jahr war der auch gültig und da steht lineare Optimierung drauf beim Stoffgebiet

B: Ja

A: Also, entweder er is nicht hingangen und hat sich den Zettel nicht gholt, dann is logisch irgendwie, dass er das nicht, aber, irgendwie meiner Meinung nach funktioniert die Kommunikation nicht zwischen den beiden Schulen

B: Jedenfalls fallen Ihnen doch viele Beispiele ein, wo es bei anderen nicht funktioniert hat.

A: Ja, eben, und das, das, bisher hat's funktioniert, aber bisher waren ja auch nur, nur so, eben so kleinere Prüfungen, die Matura, bei der mündlichen Matura sind vier Fächer zusammen, da sind vier Lehrer, vier Möglichkeiten, dass irgendwas nicht passt. (-)

B: Ja, irgendwas ist da Spannendes, so wie Sie's erlebt haben, wo's bis auf das eine Mal gepasst hat für Sie

A: Ja, eh, bisher, bisher eben war's so, dass die Lehrer, das, was gsagt ham, auch einghalten haben.

B: Ihre realen Erfahrungen widersprechen ja sozusagen diesen dritten Erfahrungen von außen, die Ihnen einfallen, also, was Ihnen erzählt wurde, wo Sie nicht dabei waren, aber das scheint Sie immer sehr zu beschäftigen, dort, wo es nicht funktioniert und wo es Ihnen dann anscheinend Angst macht und auch unterschiedliche Gefühle heraufholt, dass es nicht funktioniert.

A: Na, er is gleich so kommen mit, na ja, Sie brauchen keine Angst ham, so schlimm is die Matura nicht, ähm und, wenn's doch schiefgeht, wir haben ja noch den Sommer, da können Sie's auch machen, Sie können insgesamt vier Mal wiederholen, ich hab ma dacht, super, (lauter) will ich eigentlich nicht;

B: Ja

A: Ja, das klingt schon so, na ja, ist ja nicht so schlimm, wenn Sie's nicht schaffen und so, und das irritiert mich auch irgendwie, weil ich mir denk, er redt, von Haus aus schließt er's nicht aus, dass ich's nicht schaffen könnt und ja,

B: Ja

A: Er weiß ja nicht, wie viel ich kann und deswegen

B: Jedenfalls hörn Sie das alles heraus, wo es für Sie negativ interpretierbar ist.

A: @ Ja, es is so blöd, ich sicher mich so gern ab, das hab ich auch in der Schule gmacht, ich, ich brauch eine, eine, ich weiß nicht, eine genaue Angabe, was ich können muss oder so, dann lern ich das halt und dann kann ich das auch, aber, wenn ich so wie in Französisch halt irgendwas, na super (-) und das is halt für mich so unsicher, weil in Fächern in Bio hab ich gwusst, was war, das hab ich dann halt glernt und da hab ich mich dann auskannt und o. k. manche Spezialbegriffe hab ich jetzt nicht gwusst, aber das Prinzip von dem Ganzen hab ich erklären können und, ja, in Mathe find ich das irgendwie schwieriger (-) und er hat gmeint, na ja, man muss, das is auch in der Schule so, dass man einfach ein Gefühl bekommen muss, was jetzt wichtig ist und was nicht und worauf der Lehrer jetzt Wert legt und worauf nicht, und wie soll ich das feststellen, wenn ich ihn gar nicht kenn.

B: Ja

A: Ich mein, es is sicher so, dass, also ich kann ja nicht wissen, worauf er jetzt Wert legt, ich mein, ich kann jetzt sagen, o. k., das schaut mir so aus wie ein Nebenbeispiel, was jetzt nicht unbedingt wertvoll ist für das Fach zum Wohl, aber, ja, ich denk ma sicher aus, dass es, dass es genau so is bei dem

Mathelehrer und bei dem, was bei der anderen Schule, dass die auch andere Prioritäten gsetzt hätten und das macht's für mich schwierig, dadurch, dass ich ihn überhaupt nicht kenn, ich kann ja nicht sagen, der hat dieselben Prioritäten wie meine Lehrer aus der anderen Schule.

B: Bleibt nur die Möglichkeit, ihn konkret zu fragen.

A: Ja, aber ich kann mit ihm nicht alle vier Bücher durchgehen, und er sagt, das kommt und das kommt und das kommt

B: Warum nicht?

A: Weiß ich nicht, er war heut schon so; ich mein, er is irrsinnig nett gwesen

B: Ja

A: Obwohl am Anfang hab ich ihn irgendwie eher als streng und weiß ich nicht, grantig blickenden Typen in Erinnerung ghabt, aber am Telefon gestern und heute war er wirklich nett und so, nur, halt, hat er immer im Stress, so, so stressig gwirkt, und das macht mich auch nervös

B: Ja

A: Ja

B: Na, vielleicht gibt es doch die Möglichkeit, mit ihm das durchzugehen und ihn konkret zu fragen, was ihm wichtig erscheint.

A: Ja, ich hab ihn heut schon gfragt, ob Signumfunktionen kommen und er hat gmeint, na, tun Sie sich nicht mit so Kleinigkeiten herumschlagen und so. Ja, was is für ihn eine Kleinigkeit, ich weiß, das Buch hat viele Kapitel und so viele Unterkapitel und zu jedem Unterkapitel gibt's noch Unterkapitel und so und da kann ich ihn nicht jedes Unterkapitel fragen, da, da @zuckt er ma aus.

B: Mhm.

A: Es is halt irgendwie blöd, weil das, das Buch is auch so, so, also ich hab ein Mathebuch, das erste Kapitel is irgendwie so, wie heißt das: Rück- und Ausblick heißt das irgendwie so, also da hat ma z'erst, was ma schon können müsste und dann steht irgendwas von dem, was kommt.

B: Ja

A: Und dann gibt's hinten, am Schluss vom Kapitel gibt's noch ein, wie heißt das, weiß ich nicht, jedenfalls ein Kapitel, wo Sachen stehen, die folgen, aber es sind ältere Sachen, die folgen im nächsten Buch oder es sind Sachen, die man berechnen könnte, aber es dann nicht wirklich tut.

B: Ja

A: Weil, ja, aber, zeitweis sind auch so Sachen drinnen, Berechnungen zum Sonnensystem und weiß ich nicht, schwarze Löcher und so, das brauch ich hundertprozentig nicht, aber es sind Sachen, wo's für mich so ein Grenzfall is, wo ich nicht weiß, kommt das jetzt noch, also, ist das grad noch im Stoff drin, dass es möglich sein könnt oder kann ich's schon ausschließen,

B: Mhm

A: Jetzt weiß ich nicht, soll ich halt einfach lernen und das kann ich halt dann, was ich wahrscheinlich eh machen werde oder wenn ich das auf gut Glück mach und denk ma, streich ma, streich ma, streich ma und dann hab ich so viel Panik bei der Matura, (-), weil das hab ich bei den andern Fächern immer gmacht, das, wo ich mit der einen Freundin glernt hab

B: Ja

A: Die war ja so, was heißt das, was heißt das, die wollt irgendwie jede Vokabel wissen, das is ma auf die Nerven gangen, weil da kommst ja nicht weiter, wennst dir jede Vokabel anschaust, auch wenn es war englisch gschrieben, aber, es waren halt manche Fachausdrücke drin und ich hab immer gsagt, das brauchst nicht, das lass ma weg und das lass ma weg, das hat eh passt, weil, da stehn immer Sachen drin, die eh total Blunzn sind und ja, nur Mathe, weiß ich eb'n nicht und ich weiß auch nicht, ob ich das jetzt mit eigenen Worten erklären kann oder ob ich irgendwelche Fachausdrücke verwenden muss, also irgendwie so protagonal, was weiß ich, da kenn ich mich ja nicht aus;

B: Nun, das wär eine Frage, die Sie ihm ja stellen könnten

A: Stimmt, @

B: Die wär' ja auch kurz mit Ja oder Nein zu beantworten, würd' ich sagen

A: Also, was er mir schon beantwortet hat, wo ich gar nicht gfragt hab, ähm, dass ich so ca. weiß jetzt, also, zur Schriftlichen kann ja alles kommen, aber dass ich zumindest ein paar Kapitel bei der Mündlichen ausschließen kann, weil eben so was wie lineare Optimierung kommt nicht zur Mündlichen und er hat eben, was ich auch nicht glaub, so alles, wo man zeichnen muss, kann ich mal wegtun, wenn ich's, wenn ich, also ich werds eh können, hoff ich zumindest, aber, wenn ich's nach der Schriftlichen noch immer nicht kann, brauch ich's gar nicht mehr lernen, weil, ich müsst es zu einem () machen und ich glaub nicht, dass der mich dann mit dem dicken Stift irgendwelche schöne Zeichnungen anfertigen lasst, also wird das eher, er hat halt gmeint, er hat bis jetzt immer ein Beispiel mit Trigonometrie oder ein Beispiel mit Vektoren und er hat halt auch gleich gsagt, alle stürzen sich immer auf die Trigonometrie, weil's meinen, das is leichter, wollt ich nicht sagen, aber ich find das auch.

B: Also, immerhin scheint er Ihnen einen Fahrplan vorgegeben zu haben mit den zwei Kapiteln

A: Ja, so ein bisschen, aber, (lauter) das is ja die Frage, ob er glaubwürdig ist oder nicht. Ich mein, ich glaub nicht, dass er mich bewusst anlügt, das glaub ich nicht, dass er mir da einen Scheiß erzählt, aha, die wird schaun bei der Matura, so verschwörungsmäßig glaub ich das nicht, aber, ich mein, was ich glaub, dass er irgendwas sagt, aber das dann vergisst.

B: Mhm

A: Das kann ich mir vorstellen, genauso beim Psycholehrer, bin ich auch mit meim Stoffgebiet hingangen und hab ihm gsagt, dass ich dieses Buch habe und dass ein paar Leute nicht drinstehn und ob ich mir jetzt das andere extra kaufen soll und aus dem lernen soll oder ob ich einfach die weglassen soll. Das war irgendwie so, ich weiß nicht, ähm, () heißt irgendwie der eine und der andere Jasper und den hab ich schon mal ghört, aber er steht nicht im Buch und ähm und da hat er gmeint, na, das sind eher Philosophen und die kann ich ruhig weglassen, der andere, warum stehn die jetzt auf der Liste, wenn sie eigentlich eh nicht daher ghörn, und andererseits er sagt ma das jetzt, ich kanns weglassen und am Anfang hat er gsagt, na ja, ich soll einfach nach meinem Buch lernen, wurscht, was auf der Liste steht, hab ma dacht super, dann krieg ich eine Frage und der weiß ja nicht, dass ich das bin, die ein anderes Buch hat (-) und genauso denk ich mir o.k., das wird nicht so eine große Einschränkung, dass die zwei jetzt wegfallen, aber, wenn ich Pech hab, dann fragt er mich genau das und die schreiben sich überhaupt nix auf, ich hab eh Angst, dass die meine Spezialgebiete verschlampen, weil, ich hab ihnen nur Zettel gebn, eingheftet, aber, nur in so einem Dings und ja, ich bin gspannt. Und ich bin gspannt auf Französisch, wie viel Fehler der findt, das wird auch, ich hab so Angst, ich hab geträumt, dass ich das zrückkrieg und () alles rot is und was hab ich'n da für ein Schaß gschriebn

B: Mhm

A: Weil, in den andern Fächern hab ich keine Angst, inhaltlich stimmt's

B: Ja

A: Es kann nur sein, dass zwenig is oder zviel glaub ich eher nicht, aber, ja, aber falsch is nix, auch in Französisch nicht, der Inhalt stimmt, das weiß ich, aber Grammatik und so, das könnt halt sein (-) Da hab ich gleich am Anfang einen Fehler, weil ich da irgendwie, ich hab was frei übersetzt, wenn ich das französische Wort dafür nicht gfundn hab, dann hab ich's einfach, na ja, das Wort unterteilt und halt so hingschriebn und er hat das halt gleich gsehn, weil's in der Überschrift steht und hat gmeint, dass er nicht glaubt, dass man das so schreibt und er schaut halt nach. Aber ich hab wirklich überall gschaut, kann ich mir nix vorwerfen, ich hab im Wörterbuch gschaut, ich hab im Internet gschaut, und jetzt hab ich beschlossen, ich mach ma so einen Plan, halt, dass ich schau, dass ich für jedes Fach jeden Tag was lern und ja, mal schaun, wie ich das einhalten kann, weil ich hab ma das jetzt ausgrechnet, so, wie viele Tage ich noch hab bis zur Schriftlichen und bis zur Mündlichen und was ich bis dorthin können müsste, was ich jeden Tag tun sollt, also mit Mathe wird's knapp vor der Schriftlichen, also da hab ich jetzt, ja, da hab ich Angst, dass sich's nicht genau ausgeht und bei den andern hab ich dann aber gsagt, o. k. dann mach ich das so, dass ich ca. vor der Mündlichen noch ein bis zwei Wochen hab, wo ich nur mehr wiederhol.

B: Ja

A: Ja, das muss ich halt durchziehn

B: Es geht um einen klaren Fahrplan

A: Ja; jetzt, also momentan is schwierig, weil ich so viele Sachen zu erledigen hab und dann, weiß ich nicht, es is momentan irrsinnig viel los und dann denk ich ma, super, und am () gehe ich in die Krankenpflegeschule, dann bin ich gspannt, wie das wird,

B: Mhm

A: Wenn ich bis vier in der Schule bin und so und daheim noch lernen kann

B: Ja

A: Aber das is eh nur zwei, drei Wochen () (-) Wird schon irgendwie gehen; blöd wird's halt dann, wenn ich's nicht schaff und dann im Sommer noch mal machen muss; ((seufzen)) was mich noch beruhigt, ist irgendwie, dass die eine, die's mit mir macht, hat jetzt dann, die hat die Spezialgebiete noch immer nicht fertig, aber ich glaub, die is scho weiter mit'm Kernstoff, die hat jetzt von der S-Schule, sie geht noch hin, hat's jetzt eine Probematura gmacht und heute hat's Englisch ghabt und 15 Seiten gschrieben, drei hätt's schreiben solln und die hat 15 gschriebn, wie ma nur 15 Seiten schreiben kann und das noch kariert

B: Ja

A: Also, sie hat ja gmeint, sie ist momentan irrsinnig depressiv und, und ja, es geht ihr halt urschlecht und sie is halt, sie schwankt halt so

B: Ja

A: Zwischen Einweisung und doch, ihr Arzt rät ihr, sich einweisen zu lassen, und das will sie nimmer machen, weil sie dann so schlechte Erfahrungen im Krankenhaus gmacht hat und weil's gsagt hat, sie haben's doch nur niedergspritzt und das hat ihr überhaupt nix gholfn und ja, das Thema war bei dieser Probematura eben Antidepressiva und da hat sie sich halt ziemlich drüber auslassen also, da war auch, sie haben eine Listening comprehension ghabt und da war halt ein Typ, der hat halt gredet und hat gmeint, des is so schlecht und so und ja, der hat irgendwie über Amerika gsprochen, dass das so viele Leute nehmen und was weiß ich was und das ist kompletter Schwachsinn, was der redet und hat halt ziemlich viel drüber schreiben können und dann hat sie gsagt, das andere Thema war, wie sie sich die Zukunft ihrer Kinder vorstellt und momentan ist sie halt so grade, es gibt für sie schon keine Zukunft und es wird alles, weiß nicht, schlimm ausgehen und, und sie is halt momentan so gelaunt, dass sagt, sie will nimmer und so, ja, @ da hat's halt auch viel gschriebn, ja, wie sie jetzt an die Zukunft ihrer Kinder denken soll, wo sie doch jetzt nicht mal ihre eigene gscheit weiß und so.

B: Mhm

A: Und wo sie noch nicht mal weiß, ob sie Kinder kriegen will, ja (-) Ja, da hab ich irgendwie die Panik bekommen, wo sie mir erzählt hat, sie hat 15 Seiten gschriebn und ich ()

B: Es scheint, dass Sie die Vorstellung haben, dass Sie nicht so viel schreiben

A: Na, ich brauch keine 15 Seiten, aber, es ist grad mein Spezialgebiet irgendwie, ich weiß nicht, Französisch und so, nicht amal, ich glaub, das sind neun Seiten und wenn ich, ich mein, sie hat's bei Englisch gschriebn und wenn sie's jetzt bei Französisch schreiben sollt, na danke.

A: Jetzt hab ich auch irgendwie Angst, dass ich zu wenig schreib'

B: Zu wenig ist, dass es nicht reicht, das falsche Thema ist.

A: Na, ich hab das in meiner Schule ghabt, so, dass ich eben, ich hab das immer, ich hab zwar glernt;

B: Ja

A: und hab's auch gwusst, aber ich hab' das nie ausg'schmückt, jetzt, vor allem in Französisch, ja, damit ich's nicht vergess', weil ich's vor der Schularbeit nochmal wiederholt hab und dann hab ich ma dacht, o. k., ich weiß die Jahreszahlen jetzt grad noch, also schreib ich's schnell hin, und dann hab ich alles, was ich halt gwusst hab, in so einem Absatz gschriebn.

A: Ja

B: Ja

A: Dann hat der Lehrer mir einen Fünfer gebn, weil sie gmeint hat, viel zwenig; nur, hat sie's immer nach der Länge beurteilt, nie nach'm Inhalt.

B: Ja

A: Weil, wenn ich dann gschaut hab, andere Leute, die haben dann, keine Ahnung, eine Seite gschrieben, aber dafür is dann nur bla bla drin gstandn. (-) ((Seufzer)) Momentan steh ich so zwischen zwei Phasen, entweder ich hab eine Phase, wo ich ma denk, jaaa, und jetzt mach das und es geht alles super voran, ich kann ja alles @ erreichen und so – dann hab ich wieder eine Phase, wo ich ma wieder denk, ja, super, alles Scheiße; und das wird überhaupt nix, es geht eh nix weiter und weiß nicht, dann hab ich an allem irgendwas auszusetzen, was mein Leben betrifft. (-) Dann zweifel ich, ob das mit der Krankenschwester wirklich eine gute Idee war und so (-)

B: Stellen Sie alle Ihre Entscheidungen infrage; (-)

A: Ich mein, mein Freund is auch nicht wirklich eine große Hilfe, weil der, der setzt mich immer so unter Druck und ich hasse so was, es ist, wirklich, ich sag's ihm jeden Tag und jeden Tag macht er genau dasselbe, indem er sagt, ich muss jetzt lernen, sonst schaff ich das nicht und ich hasse so was, das hab ich mir von meiner Mama schon das ganze Leben anhörn können in der Schule und so, ja, jetzt kommt er damit, aber wirklich jeden Tag kommt er ma, ja, ich muss trainieren, weil ich will ja meinen Körper in Schwung bringen und weiß ich nicht, (-) und dann kommt er ma mit irgendeinem Blödsinn, ja, das soll ich jetzt nicht essen und so, ich, weiß ich nicht, ich soll mich jetzt einbremsn und ich aaah, denke ma echt, @ dass er ein Vogel hat. Ich werd dann so grantig, vor allem, weil er sich nicht dran hält;

B: Mhm

(1½ Minuten ca.)

A: Nur, was ich auch hass, ich mein, o.k., das mit dem Training, das will ich ja selber und das will ich jetzt wirklich durchziehen, sodass ich, weiß ich nicht; was ich jetzt momentan mache, wenn ich bei mir daheim bin, tue ich radeln auf so einem Standrad und bei ihm daheim tu ich mitm Stepper herum und ja, das, das ziehe ich eigentlich wirklich durch; nur, ja und, wenn, wenn ich's mach, dann meint er, ja, er is so stolz auf mich, weil ich das auch wirklich mach und so und wenn ich's dann einen Tag lang nicht mach, oder wenn ich jetzt einen Tag sag, ich hab überhaupt keine Lust zu lernen und so, dann fangt er ma immer an, so, ja, du willst ja nie und so, und, und, ich @ hasse das so. () ich mach's eh immer, jetzt kommt er mir mit ich mach das überhaupt nicht und was weiß ich was. (ca. 40 Sek.) Und er regt sich über lauter Blödsinn auf, dann komm ich mir vor, wie, weiß ich nicht, wie sein Putzi will ich jetzt nicht sagen, aber so was in der Art, seine Bedienstete oder so, weil, ich mein, o. k., wie ich sein Zimmer putzt hab, da war nix, das, das wollt er, hab ich's dann halt gmacht, weil mir eh fad war an dem Tag, das hat dann passt. Nur da sind halt Sachen, wo er sich aufregt, eben, dass ich ihm, ich hab ma einen griechischen Bauernsalat gmacht und ich hab's ihm aber nicht ins Teller gebn, ich den Salat, die Schüssel auf den

Tisch gestellt, wo er sich furchtbar aufgregt hat, weil er will das auf den Teller habn, weil er will, wenn er zu Tisch kommt, sofort essen können, und das macht seine Mama auch; und es hat ihm seine Mutter gmacht, aber ich mach das nicht. Wenn er was essen will, soll er sich gefälligst nehmen und wie ein kleines Kind, neeiiin, er will's aufm Teller habn, hab ich gsagt, hat's dich, ich mein, ich würd's da aufn Teller gebn, wennst mich lieb fragst, so kannst mich gern haben, wer bin ich, dass er mir vorschreibt, dass er das am Teller habn muss, so ist das nicht.

B: Mh

A: Neiin, (-)

B: Also, er will, dass Sie ihn so behandeln wie seine Mutter

A: JA Jaaa, das wär eh nicht so, wo er g'meint hat, weil ich erzählt hab, dass ihm seine Mutter die Zehennägel schneidt, hat er g'meint, na ja, das muss dann ich machen, @, nein, @ da kann er halt zu seiner Mama gehn, ich mein, mich würd's da nicht grausen und so, aber es geht mir ums Prinzip. Er ist alt genug, um sich selber die Nägel zu schneiden.

B: Mhm. Also er sieht, das ist Ihre Aufgabe als Beziehungspartnerin, dass Sie ihm die Zehennägel schneiden.

A: JA, ja, und dann hat er sich so aufgregt, da war ma bei mir daheim und ich, ich steh jeden Samstag, da geht er arbeiten, ich mein, ich steh sowieso immer mit ihm auf, aber am Samstag muss er halt schon um halb sieben in, in Meyerhofen sein und da braucht er ca. eine Stunde von M, also müss ma halt ziemlich früh aufstehn und dann mach ich ihm ein Frühstück und so und je nachdem, ob er's Auto da hat oder nicht, führ' ich ihn in die Arbeit oder er fahrt halt selber in die Arbeit und da hab ich einmal, es is ja bei mir daheim und ich bin ja so gut wie immer eingsetzt bei ihm daheim und deswegen weiß ich nicht, was bei uns daheim z'Haus is, also, keine Ahnung und ich hab ihm halt einen Kaffee gmacht und es war nix da außer ei'm Brot und für mich wars halt weich und dann hab ich ma dacht, o. k. dann schmier ich ihm ein Brot; hat er abgebissen und hat sich furchtbar aufgregt, dass das Brot scho letschert is und wie ich ihm ein letschertes Brot gebn kann, ich geb ihm da irgendein vergammeltes altes Zeug und wie ich das nur machen kann und so, er muss ja arbeiten, er muss ja g'stärkt sein und so, @ hab ich dacht, ich spinn, dann hat er wirklich, hab ich ihm gsagt, soll er sich dann selber machen nächstes Mal, ich mein, ich steh da extra wegen ihm so zeitig auf, mach ihm dann noch das Frühstück und dann regt er sich auf.

B: Mh

A: Das kann er bei seiner Mama machen, aber nicht bei mir, soll er sich selber was kochen, ich fühl mich da jetzt nicht verpflichtet, da ihm die ganze Zeit irgendwas zu machen. Bei seiner Mama ist das genauso, das find ich total arg, dass, wenn sie sich, ich mein, sie stellt sich immer auch nach der Arbeit in die Küche und kocht was für sie, also für ihn und seinen Vater und (-) ja, und weiß ich nicht, die besitzen dann irgendwie die Frechheit zu sagen, ah, das is ja der Urscheiß und so, und, das schaut ja urgrauslich aus, und, auch teilweise, ohne es probiert zu haben oder so; und, ja das hast jetzt viel zwenig gwürzt und so, das ess ich nicht, gib das weg und ich geh jetzt zum Adli und ich hab gesagt, wenn er das nur einmal bei mir macht, also, wenn wir zusammen eine Wohnung habn oder so, kann er sich von da an selber kochen, weil, ich stell mich dann nicht in die Küche, dass ich weiß wie lang koch was und dann kann ich mir noch Vorwürfe anhörn. Ich weiß eh nicht, warum seine Mutter das irgendwie toleriert.

B: Ist das für Sie vermittelbar, dass es eine Entwertung ist, wenn man so umgeht, wenn Sie ihm etwas herrichten?

A: Ich denk schon. Weil, wenn er jetzt mal was macht, was er total (), ich mein, wenn wir was kocht ham, hat er sich das Salatdressing selber gmacht, weil, irgendwie habn wir vergessen, eins zu kaufen, weil seine Mutter normalerweise ein Fertigdressing macht, und, dann hat so ein Glaserl ghabt, wo draufgstanden is, was reinghört und das hat er dann gmacht. Ja, das war halt, da stand zum Beispiel zwei Knoblauchzehen und Senf, und er halt solche Sachen, er hat eben zwei Knoblauchzehen find ich halt ein bissel viel, und er hat das halt so gmacht, und er hat ziemlich viel Senf reingebn und er hat sich beim Salz ein bissel vertan, da stand ein Esslöffel und er hat zwei reinghaut und dadurch ja, den Salat zupft, das hat er schon gar nimmer, das hab ich machen müssen, weil das kann er nicht. Gut, hab ich ihm den Salat halt zupft und so, und dadurch, durch das Dressing war der Salat, er war nicht schlecht, aber er war jetzt für mich mmh stark, also

B: Ja

A: Zu würzig sag ich jetzt amal, also nix für einen empfindlichen Magen.

B: Ja

A: Und wir habn aber alle sagen müssen, wie gut das Dressing nicht ist und so, weil er ja das zum ersten Mal macht und dann hat er gmeint, ja, weil, seine Mutter muss das ja können, weil sie steht ja schon weiß ich nicht 30 Jahre lang in der Küche. Und er versteht das nicht, dass, weil letztes Mal hat sie telefoniert während'n Essenmachen und dann is ihr unten dunkel gworn, die Eierspeis von ihm; und darüber hat er sich so aufgregt, jeden Scheiß ess ich nicht, das schmeckt ja nicht, und du hast ma mein Essen total verbrannt und, weiß nicht, da kriegt er 'ne Redensart, das ist einfach unhöflich und, keine Ahnung, ich find das einfach, weiß nicht, deppert, ja, wirklich. Meine Mama, das hätt ich genauso gsagt, ja, dann geh in die Küche und mach das selber. Weil er hat gmeint, sie hätt ihm zumindest anbieten können, noch eins zu machen. Weil sie hat gsagt, er soll's runterkratzen und wenn nicht, dann soll er sich halt was anderes nehmen. @

B: So wie Sie ihn schildern, erlebt er sich noch wie ein Kind, wenn die Mutter ihm nicht das Richtige macht, dann verhungert er.

A: Jaa, ich weiß es nicht;

B: Also, wenn er das nicht isst, muss sie ihm was Neues machen wie einem kleinen Kind, das sonst verhungern würde, weil es sich nicht selbst ernähren kann. Aber es klingt so, scheint's noch verantwortlich für ihn zu sein. (-) Können Sie ihm das sagen oder sieht er das, wie Sie drauf reagieren?

A: Ich, ich habs ihm gsagt, aber er findet, er hat recht; er findet, seine Mutter ist dafür verantwortlich und so und deswegen muss sie's auch gscheit machen. Und er meint auch, dass nachher auch ich für ihn verantwortlich bin. Ich bin sicher nicht verantwortlich, er ist für sich selbst verantwortlich. Ich mein, ich hab nix dagegen, was zu kochen und so, aber ich will ma nix dann von ihm anhörn.

B: Ja

A: Sonst kann er mich gern habn, sonst kann er sich selber kochen. (-) Weil ich koch ja dann hauptsächlich nur ihm zuliebe, ich will mein Brot schmiern und das hat sich.

B: Ja

A: Und ja, dann soll er das gfälligst auch zu würdigen wissen und nicht da herum tun wie weiß ich was, ein Pascha; (-)

B: Jedenfalls scheinen Sie unterschiedliche Vorstellungen vom Kochen zu haben und beim Kochen auch Verantwortung dafür zu übernehmen. (-)

A: Ich bin g'spannt, vor allem, weil ich ihm das schon gsagt hab, weil dadurch dass ich ja keine eigene Wohnung hab und so, nur hin und wieder kochen kann. Das heißt, ich hab jetzt nicht ein wahnsinnig großes Repertoire an Rezepten da im Kopf, aber, ja, das muss ich dann, wenn ich eine eigene Wohnung hab, üben. Oder, das ich halt hin und wieder ein Rezept und irgendwann speichert sich das eh automatisch im Kopf und ich kanns halt. Aber, ich glaub nicht, dass mir alles jetzt so auf Anhieb gelingen wird.

B: Mir scheint er nicht () für sich selbst sorgen zu können, dass er sehr abhängig ist, dass ihm etwas gekocht wird.

A: Er hält's auch nicht aus zum Beispiel, weiß nicht, wenn er irgendwas, das ist so, wenn er irgendwas im Fernsehen sieht oder irgendwas hört, muss er's gleich erzähln, wie so ein kleines Kind, das gleich eine Nachricht weiter tun muss, oder, wenn wer anruft und irgendwas sagt, muss er gleich rausrennen aus dem Zimmer und seinen Eltern erzähln. Und letztes Mal wars aber so, da hat er seine Mutter in der Arbeit ang'rufn. Mein, die arbeitet beim S. und so und kann nicht wirklich telefonieren; und er hat gsagt, das is ihm wurscht, das will er jetzt erzählen. Super. (-) Und dann ärgert er sich so und wenn man, man nicht begeistert ist und dann hab, ich hab mal kocht und er hat ma grad was erzählt und ich hab ihm ja eh zugehört

B: Ja

A: Nur, ich hab da dazwischen gesagt, scheiße, ich hab vergessen, es zu salzen. Daraufhin, weiß ich nicht, is er total grantig gewesen, ja, ich hör ihm ja gar nicht zu und so und @ was ich weiß, dann, dann würd ich nicht so was dazwischenreden und (-) dass ich seine Begeisterung nicht teilen kann, kann er nicht verstehen. Wenn er mir irgendwas von einem Auto erzählt, was er gsehn hat und ich sag nicht pfoa, cool oder so @ irgendwas, was ich so gut wie nie sag, is mir wurscht.

B: Ja

A: Mein, wir teilen halt diese Passion nicht fürs Auto;

B: Mh

A: Und dafür, dafür is ihm wurscht, wenn da jetzt ein Eichkatzerl rennt und ich find, das war jetzt supersüß, das, das is halt so; ich weiß, dass er sich nicht besonders für Tiere interessiert und er weiß, dass ich mich nicht für Autos interessier'. Also, kann er von mir nicht verlangen, dass ich total aus dem Häuschen bin, weil, er, weiß ich nicht, ja ein soundso gsehn hat.

B: Na, aber, das wär dann gelogen.

A: Eben;

B: So wie es auch seine kindliche () ist, dass sein Dressing so oder so toll war. Man kann formulieren, für das, dass er es das erste Mal gemacht hat ist es super gelungen. Aber es war eben auch doppelt so viel Salz. Kann man sich doch gut vorstellen, dass es eben übergewürzt war. Und dass es eben ein Stück Realität ist, und wenn man nicht auf die Realität hinweist, dann gibt es ja keine Veränderung. (-)

A: Seine Mutter tut halt dann so. So, pfau, echt, das ist ja total toll und so; und ich denk ma, die interessiert sich genauso wenig dafür wie ich.

B: Da wird ihm doch eine sehr unrealistische Welt vorgegaukelt. Und damit die wahren Gefühle, die in dem Moment sein Gegenüber empfindet, vorenthalten. Im Großen und Ganzen wird er belogen. Und es fällt ihm vermutlich sehr schwer zu empfinden, wie geht's dem Gegenüber wirklich und das wär doch sehr wichtig der Beziehungspartnerin gegenüber, wie's Ihnen geht eben, was Sie empfinden oder Sie beschäftigt oder bewegt oder Sie am Auto nicht so bewegt.

A: Ich glaub, teilweise ich kann das nicht; manchmal kommt er ma so unsensibel und gefühlskalt vor mit den Aussagen, was er macht.

B: Ja

A: Und dann meint er, er is ja nur ehrlich, soll er mich anlügen. (-) Es gibt halt Sachen, die kann man auch nett sagen, die muss man nicht so, weiß ich nicht, und man hält sich dezent zurück, wenn er einem irgendwie so, keine Ahnung, das is eben so, wie wenn ich beim Friseur wär und er sagt, bau, das schaut scheiße aus, fühl ich mich auch 'kränkt. Mein, is ma noch nicht passiert, aber, so in der Art halt;

B: Ja

A: Und dann versteht er nicht, dass ich dann eben beleidigt bin, wenn ich ma so was von ihm anhörn kann. (-) Vor allem, weil er bei mir irgendwie alles so irgendwie ins Negative tut, also, ich zieh mich scheiße an und, und, mein Kleidungsgeschmack ist blöd und, und, () solltest schon lieber zum Friseur gehn; weil eben die Stirnfransen schaut scheiße aus; ich hab halt gsagt, ich fühl mich mit Stirnfransen wohl, obwohl, jetzt sind's viel zu lang, aber, ja, hat er gmeint, ich muss ma die hinteren wachsen lassen; ich mein, das is halt die Zeit und so, ja, oder ich darf die Schuhe nicht anziehn, weil, die gfalln ihm nicht, und ich brauch eine Tasche; jetzt hat mir meine Tante aus Amerika war da eine Donner Carring-Tasche geschenkt und ich trag keine Taschen, das einzige, was ich trag, ist ein Rucksack oder irgendwas oder ich trag überhaupt nix, weil ich keine Taschen mag, ich bin nicht so, weiß ich nicht, so ein Mädchen halt, mit Täschchen und so, das is nicht meine Art und, ja, er war total sauer, weil ich's meiner Schwester gebn hab, die Tasche. Die hätt i ma ghaltn müssen und die war schön, und ja, super, jetzt krieg i's nie wieder und, er würd ma eine kaufen. Sag ich, ich will keine Tasche von dir, ich mag nicht, doch, er kauft mir eine. Und er kauft mir schöne Unterwäsche und er kauft ma Gwand, wenn ich's mir nicht selber kaufen will. Ja, wir hab'n ja Vorsätze gschriebn fürs Neue Jahr und da hat er auch, ich darf keine weißen Unterhosen tragen@, lauter blöde Sachen. (-) Überhaupt, er zieht sich so, so, das find ich so lächerlich, so figurbewusst an, und dann nimmt er, der arbeitet bei Aldi jetzt, und da habn's jetzt neue T-Shirts bekommen und hätt kriegt, glaub ich, ein large, was für mich normal ausg'schaut hat, nein, er will das in small hab'n, in small. Ja, er will, dass das schön anliegt und so und ja, ich find, da schaut er nur dämlich aus und jetzt hat er ein medium g'nommen, jetzt geht's grad. Aber, aber das is halt auch der Einfluss von seiner Mutter, dadurch dass die jetzt irgendwie in der Modebranche is, hat's ihn immer ein'kleidet und, dann hat er so ein Netzleiberl, so was gfallt ma nicht, so ein anliegendes Netzleiberl.

B: Jedenfalls scheint er das weiter zu genießen, diese Wertvorstellungen, einen anderen einzukleiden.

A: Ja, und er hat zu mir gsagt, ja, er wird das jetzt so machen, wir wer'n jetzt jede Woche, wie hat er gsagt, jeden Monat zweimal einkaufen gehn. Und womit soll ich 'n das zahlen? @ Nein, wir müssen zweimal neue Kleidung kaufen. Ich kann nicht zweimal im Monat neues G'wand kaufen gehen. Oja, das muss sein, und wir müssen mich ganz neu einkleiden und so, na, super, kann ich mich auf was freuen. Dass genau ich so einen Freund erwisch, der gern einkaufen geht @, ja.

B: Mh. Ja, wir müssen das so stehen lassen.

A: Ja.

Zweites Interview – Transkript M. S.

A: Klient

B: Therapeut

A: Ja, im Gschäft hat sich grade was geändert, ich bin nicht mehr bei D.

B: Ja

A: Gott sei Dank. Festvertrag hab' ich jetzt, hat sich soweit geregelt und jo, ich werd' jetzt wahrscheinlich, ja so um die 900,- Euro netto bekommen. Na, ja

B: Und des is unabhängig davon, wie viel Sie telefonieren oder Aufträge verkaufen.

A: Mhm, mhm, es is ja () nehm' ich Quellebestellungen an und so Beschwerden leite ich weiter und so und das is schon egal eigentlich.

B: Ja

A: Mhm, des is wurscht.

B: Ein Stück Sicherheit für Sie

A: (Bestimmt) Ja, ja, (leiser) schon ja, tja (5), sonst hat sich eigentlich nichts geändert, größer, mmh, nja, was mich gewundert hat beim letzten Mal hab ich ja eigentlich, dacht ich zumindest, dass ich zu verstehen gegeben hab', dass ma die Therapie halt net so g'fällt oder so und ja, und wollt' halt irgendwie net, aber irgendwie ich komm irgendwie net weiter, mmh, ja, ja,

B: Mhm, inwiefern nicht weiter, was wäre Ihr Wunsch fürs Weiterkommen?

A: Aah, dass ma definitiv klärt, wie's weitergeht mit der Therapieform und aah und ob des nur, wie gsagt, ob des nur so geht oder ich weiß es auch net, aber, ich häng' halt in der Luft und, was mir letschtes Mal gar net gefallen hat, so ich hab' mehr oder weniger zu verstehen geb'n, ich mag'nimmer quasi na und @ des war irgendwie so überfahre so, mir müsse Sie hier steh' lasse und nächschte Woche komme Se dran, so, das is genau so, wie wenn ich sag' zu meinem Mann, o.k. ich lass mich scheiden, ich will nimmer und er sagt, ob ma net nächschte Woche Kaffee trinke zusammen oder so, na; die Erfahrung war einerseits witzig, andererseits mmh, ja, total, das war so ein übergange eigentlich, nicht zugehört, ja

B: Haben Sie sich übergangen gefühlt von mir?

A: Ja, wie nennt ma des Wort, ich weiß es gar net, aber halt so, so, so äähm nicht wahrgenommen eigentlich so, nicht ernst genommen, genau, nicht ernst genommen, genau; weil, ich hätt eigentlich erwartet oder so, dass Sie halt frage so, ja, warum net und wolle Se ganz aufhör'n und was weiß ich, so na, aber, nix von alledem kam und das hat mich dann schon ziemlich gewundert, ja, weiß net, also, na

B: Sie woll'n also von mir die Frage hör'n, ob Sie aufhör'n möchten?

A: (Husten), was heißt, ich will die Frage (Husten) hör'n, ich dacht' ma halt, das is eine logische Folgerung denk' ich, eigentlich, wenn ich zu meinem Mann sag', ja i mag nimmer und ich, ich, ich lieb' dich nicht mehr und dann kommt () die Frage: Ja, willst du's beenden oder was willst de machen oder irgendwie so, aber hier kam eigentlich für hier, für die Sitzungen, was eigentlich normal ist, nichts, des is.

B: Nichts

A: @ ja, es kam nichts und also ja, (-) und ich weiß jetzt nicht, wie ich irgendwie was erreichen kann, ich hab' keine Ahnung.

B: Nun, was möchten Sie erreichen? Wenn ich Sie früher gefragt habe, ob Sie aufhör'n möchten. Möchten Sie diese Frage erreichen von mir? (-)

A: Mmh, Mhm, Mmh, ich weiß jetzt net, ob's mir auf die Frage ankam, weiß ich jetzt net, jedenfalls, ich wollt' ne Mitteilung machen und die wurde entweder, kann ich ma net vorstellen, ob sie nicht verstanden wurde, aber, einfach übergangen, weggewischt; (lauter) noch net mal gesagt, nicht akzeptabel oder es geht net oder irgendwas, @ es kam nichts und das war unglaublich; und ich weiß net, das is kein Verhalte von drauße, von der Umwelt, wenn ich das dort sog, wie ma mit dem Mensche umgeht, da kommt auf jeden Fall irgendwas zurück, mal mehr, mal weniger, aber dass nichts zurückkommt, ich weiß es net, ich hab keine Ahnung, das bringt mich zur Verzweiflung, weil, wenn i do, ja, ich weiß net;

B: Was Sie letztes Mal sehr beschäftigt hat, dass Sie sehr unzufrieden sind und dass es zu wenig ist, was Sie hier von mir bekommen.

A: (Sehr bestimmt) Ja, ja, is richtig, ich mein wie gsagt, ich bin keine Therapeutin, aber mhm, ach Gott, ich weiß es nicht, wenn, wie gsagt, mei Idee falsch ist, dann sagen Se halt, o. k., die Therapie müsse ma so fortsetze, weil das so und so gut is oder irgendwas, irgendwas, aber net nichts. (lauter) Ach, das erinnert mich so an die *Unendliche Geschichte* das Nichts, echt @, (Hustet), ja, das is also.

B: Das hier ist auch so, wie wenn nichts is.

A: Bitte?

B: So nichts ist wie in der *Unendlichen Geschichte*

A: (Laut und Bestimmt) Ja, ja, wenn ma sich net irgendwo festhalte kann oder so, nichts.

B: Sie fühlen sich alleingelassen von mir.

A: (-) Na, net amal des kamma sage, na net amal alleinglasse, weil, alleinglasse isch ma, wenn, nur teilweise, teilweise alleinglasse, wennst durch a Situation g'führt wirst und wohl, so stimmt's dann schon, man wird in ei Situation g'führt und hilft ei'm dann net raus oder net weiter oda so, ja, und in dem Fall schon, aber, es isch a so, dass, wie gsagt, das meiste sag' ich ja selber

B: Ja

A: Und wer soll mich dann alleinlassen, wenn ich alles selber sag und, ich sag jetzt amal blöd, wenn ich selber die Therapie führen tu, pfuu, ja, kann i auch gegen a Wand schwätze oder mit mir selba rede oda so, mir fall'n Ihre Fragen teilweise von ganz alleine ein, bestimmt sogar, ich hab's manchmal sogar überprüft, @, also ich könnt des wirklich ganz alleine mache, des wär net des Thema, aber, des is net was i a will und b was mir was bringt.

B: Ja

A: Na.

B: Macht Sie nur zornig?

A: Verzweifelt, es bringt mi zur Verzweiflung, weil ich denk, irgendwie, des is halt net's Richtige und es geht um mich

B: Ja

A: Aus, und i hab mi schon einmal durchgesetzt bei mei'm Chef und ich hab gsagt, ich will niemand verletzen, ich will niemandem wehtun, aber machen, was ich will, ich will ein Fixgehalt hab'n, ich will keine freie Mitarbeiterin mehr sein, also mach was, und zur anderen Chefin hab i gsagt, ich hab mi'm Alfred geredet, er weiß Bescheid, ich will aber auch dem Alfred net wehtun, überlegt euch was, mach etwas, na, und, wo ich den Alfred getroffen hab, so, hab i gsagt, na, was is jetzt so, hat er gsagt, ja, im Januar red ma drüber und so, ne, und dann wars halt soweit gewesen, dass die andere Chefin mich von der oberen Etage geholt hat und o.k., hier is'n Vertrag und so sieht's aus, na, und hab ich gsagt, o.k., ich überleg mir das noch amal, bin ich hochganga zum Alfred, hab i gsagt, o.k., was soll ich macha, ich hab den Vertrag jetzt vor mir, soll i unterschreibe oder net, was biet'sch du mir, was geht, na, hat er gsagt, unterschreib' halt und is davongelaufe, des isch halt auch ka Art, da hab i halt den Vertrag unterschriebe, jetzt is er halt a bissi stinkig, aber (sehr betont) Leute, es geht hier um mich, ja, und

B: Ja

A: Wenn ich des noch amal () soll, hab' ich weniger Probleme, ja, es geht um mich, ja

B: Irgendwie scheinen Sie sich ja gut durchgesetzt zu haben und ist es für Sie aushaltbar, dass der Alfred stinkig ist

A: Es tut ma halt schon a bissl leid, aber, ich weiß, was für ein Fehler er gemacht hat, er hat einfach net mit mir geredet; wenn er deutlich gesagt hätt, wir machen das so und so, aber er hat ma a paar Brocke hingschmisse, vielleicht macha ma en mal oben, vielleicht macha mal dies und jenes, ja, mit ei'm vielleicht kann i net arbeite, (betont) des geht net, des is net, und grad, wo's am Konto knapp aussieht, da, da muss ma einfach gucke, dass ma selber fahr'n kann und Arbeit hat heut, @ ach Gott, ja, bissi wehtun, des tut ja gar net () Net wirklich, auch wenn er gsagt hat, dass er mich () will und so, ja, das is halt so und ja, ne, aber das, un, un, und, es bringt ma nix, wie gsagt, jedes Mal herkomme und immer wieder von vorn anfange un, un, @ ja, was ich jetzt besprochen hab, mich beim Alfred durchzusetze, o.k., was ich g'merkt hab', ich mach'es halt einfach, weil ich ein gutes Feeling hab', einen schärferen Ton anzulege und keine größere Angscht hab, (), so was passiert und so fort, weil es zum Teil, egal kann ma net saga, aber, ich weiß, worum es geht, es geht um mich un, un, und, betone, es geht um mich, geht es gut @ ja, ne, ja, doch, mhm, es is so, was soll ma mach'n.

B: Es scheint sich einiges für Sie verändert zu haben.
A: (sehr bestimmt) Ja
B: () zu sich selber
A: Ja, i hab in der letschten Zeit, muss ich sage, bissel mehr zu mir gefunden, äh, ja, kann ma so sehen, ja, schon, schon; (-) Mei innere Stimme sagt grad, und jetzt wiederhol noch mal, dass dir die Therapie nix bringt, aah, pfu; (laut) War das wirklich die Therapie, ich mein, dann setz ich mich daheim hin und red mir alles von der Seele un, und, es, ich weiß es net, ich komm da irgendwie net, alles, was ich wirklich, mh, das einzige, was sich verändert hat, ich bin ei bissel mmh selbstbewusster geworden, o. k. is in Ordnung, lass ma so stehen, aber,
B: Aber es is zu wenig.
A: Ja, auf jeden Fall, es ist zu wenig, weil da auch noch andere Sachen in mir graben
B: Ja
A: Zum Beispiel, Kindergeschrei, so wie wenn ich Babies weinen hör' oder, da sind ganz tiefe Ängschte noch in mir, über die ich einfach reden muss, aber nicht so wie bisher, dass ich herkomm' und bla, bla,bla mach und aus, unds nächschte Mal, net, a so wird des nix, des, des, des isch anders.
B: Wie könnte es was werden, was is Ihre Vorstellung?
A: Einfach, dass ma halt an einem Thema, wie gsagt, bleibt und, ach Gott, dass ma des einfach wegmacht und dass ma das im Kopf wegmacht, zum Beispiel, die Angst, wenn mein Mann anfängt zu husten, weil ich Angscht hab, er erstickt und so un, un, und, ich bin einfach hilflos;
A: Guat, o. k., ja, und, ja wo war ma, Konzentration
B: Ihr Mann
A: Dass er einfach so anfängt zu husten, also, wenn er erkältet ist, natürlich net, von nix, ja, dann seh ich halt immer die () in mir und aber, ich denk, innerhalb von einer halben Stund, drei viertel Stund isch des net wirklich aufgearbeitet, i mein, also, ich stell mir das so vor, dass ma wirklich mal ne lange Sitzung macht und wenn Sie mal tiefer grabn und versuchen rauszufinde, warum ich vor dem Scheißdreck so Angscht hab, weil ich hab mir da auch schon kaputt gemacht, das einzige Ergebnis, was ich hab, ich hab Keuchhuste ghabt damals, aber, ich weiß es net, ich hab wie gsagt keine Ahnung und das kann so, sag ich jetzt amal, mit dem so funktioniert des net wirklich
B: Also, Ihr Gedanke is, wenn wir längere Sitzungen machen, dann könnten wir tiefer graben.

A: Pfff

B: Bei einem Thema, das ist Ihr Gedanke, bei einem Thema zu bleiben.

A: Ja, aber, es geht auch darum, beim Thema bleiben isch eins, aber, die Therapie führe isch andere Sache und, wenn ich jetzt sag', ja, ich hab Angscht, dass mein Mann Keuchhuste, mmh, (laut) ach Gott, ich weiß es net, ich hab keine Ahnung, irgendwie andersch halt, so, dass ma mir halt in dem Thema mehr unterstützend zur Seite steht, so, weil des is ei Thema, da kann i ma net vorstellen, dass i da selba draufkomme kann oder muss oder

B: Ja

A: Ich weiß net, bei dem Thema;

B: Ich unterstütze Sie nicht bei dem Thema

A: (lauter) (), weil wie gsagt, ich mach ja die Therapie mehr oder weniger allein un, un, und, (weinerlich) ich weiß nischt.

B: Ihr Gedanke is, Sie könntn mich ja mit einer weißen Wand auswechseln.

A: Pff, ja, so jetzt net wirklich, aber, mmh, aah, @ ja, na, zu viele Filme geguckt, wo des halt ganz anders gemacht wird.

B: Wo die Therapien anders gemacht werden.

A: @ ja

B: Jedenfalls ist Ihnen das letzte Mal der Dr. () eingefallen, der ja auch vieles probiert

A: JA, Ja, stimmt, is richtig, ja, der isch ja eh der Chef von dem Haus hier, ja auf jeden Fall is ja auch net so wichtig, ja, irgendwie, ich weiß es net, einfach anders, ich weiß net, ich hab keine Ahnung, einfach anders. (-) Ich denke jetzt die ganze Zeit drüber, ich muss selber draufkomme, aber, wie soll ich selber draufkommen, wenn ich's doch net weiß un, un, und, irgendwie dreh'ma uns hier im Kreis und was mich so narrisch macht und wo ich einfach keine Lust mehr habe.

B: Sie haben keine Lust mehr?

A: (Sehr bestimmt) Nein, net wirklich, weil, weil, es kommt nix raus (weinerlich) ich hab keine Ahnung, ich weiß es nicht;

B: Könnte es sein, ist Ihnen die Lust vergangen?

A: Pfff, (-) bisschen, (-), ich hab jetzt auch wirklich kein Beispiel, weiß nicht, aber, des isch so lang her, die Fr. Doktor, weiß i net, wie sie jetzt gheißn hat, ach Gott, ich kann mi wirklich net dran erinnern,

B: Ja

A: Eh selten, war eh schon bei Dr. S. (-), ja, irgendwie, was ich mir vorstelln kann, vielleicht tu ich malen oder so oder tu ich Musik oder durch Trance oder irgendwas, aber irgendwas machen, Greifbares irgendwie;

B: Hier ist so viel wie Nichts?

A: Bitte?

B: Hier ist so viel wie Nichts?

A: Ja, (-) Ja,

B: Zu viel Leere?

A: Hei Leere, irgendwie, pff, halt net des, was ich brauche, es isch ja net, das nichts kommt in dem Sinn, aber, halt net, die paar (), die ich brauche kann @ () ja, es is halt net die paar () die ich brauche, mit denen ich was anfangen kann.

B: Ja

A: Wo ich selber weiter denken kann, weil i net draufkommen kann.

B: Mhm; weil, das, was Sie von mir bekommen, ist das Falsche?

A: Pfff, falsch, ich weiß es net, einerseits ja, andererseits nein, ich weiß es net, mmh, (-), des Problem isch, wenn ich mir jetzt überleg', ich hab' jetzt mal Mut ghabt, mei'm Chef die, die Ding zu sage, so, is in Ordnung, aber, es is ja auch so, ich muss ja wissen, woher ich den Mut habe und warum ich den Mut habe und des isch genauso wenig mmh, (), Sie ham ma gsagt, Sie dürfen ma net alles vorkauen, o.k. gut, versteh ich, isch in Ordnung, nur, ich muss selber draufkommen, ja, das Beispiel vom Alfred, mmh, ja, ich hab's angewendet, aber nicht bewusst, ich hab's nicht wirklich bewusst angewendet wie man ääh, wie man im Computer was anwendet, unbewusst einfach, ich hab's unbewusst gemacht, so, mir isch jetzt net irgendwie klar, das is so und so und dann kann ich das so und so machen, na klar, weil das ja so und so lief und so, nein, ist es mir nicht, ich bin im Moment äh, geht ma's relativ gut, sag ich jetzt amal un, un, und merke, dass es um mich geht, ja, o.k., dieses Bewusste fehlt mir einfach noch, warum oder pff wann kann ich's einfach anwenden und wie wend ich's an.

B: Ja

A: Bitte?

B: Es verändert sich etwas, aber, aber was Sie unzufrieden macht, ist, dass Sie nicht die Kontrolle drüber haben.

A: Kann man so sehen, ja. Ja, das ist gut gesagt, ja genau, ja, und solang ich's noch net kontrollieren kann, bzw. wie gsagt net weiß, wie ich's holen kann und wann ich's holen kann, dass es auch kommt, wenn ich's brauch'

B: O.K., aber es scheint beim Alfred dagewesen zu sein, als Sie's gebraucht haben.

A: Mmh, teilweise ja, ich hab's halt sehr viel verpackt noch, @ bissel auch ängschtlich präsentiert und ehrlich wie möglich zu präsentieren, ja, (20)

B: Wo sind Sie jetzt?

A: Ja, ich bin jetzt so, die innere Stimme hat gerade gemeint, ja, was soll, was soll ich jetzt mit ihr '@ anstell'n, ich weiß es net, ich bin jetzt einfach nur am Überlegen, wie's jetzt definitiv weitergehen soll, weil, entweder es isch hütt oder hott, aber so des zwischedrin, des mog i nimmer, des g e h t net;

B: Erleben Sie Ihr Gefühl, dass Sie's nicht aushalten?

A: Nee, so Gefühl, weiß ich nicht, möglich ja, aber ich find's einfach sinnlos, und sollte es total falsch sein, was ich sage bzw. meine Meinung sein, dann sollte man es mir sagen;

B: Also ich könnte Ihnen nicht sagen, ob es falsch oder nicht falsch ist

A: Also sicher, wer solls mir sonst sage, wenn ich's wüsst', dann, haaa, würd' ich ganz andersch handeln.

B: Was ich versteh' jetzt, is, dass Sie sich in so einer Zwischenposition befinden, wo Sie unzufrieden sind.

A: Ja,

B: Das kann ich versteh'n, so wie Sie's geschildert haben;

A: Mhm

B: Dass das, was Sie von mir bekommen, zu wenig ist

A: (Bestimmt) Mhm (-) Ja, zu wenig, wie gsagt, falsche Bauplätze (?) mein, ja

B: Das Falsche

A: Ja, wo i no nix mit anfange kann, stell'ma ma's so hin, dass ich nix damit anfange kann; ich weiß es net, vielleicht muss ma bei mir a Level runtergehen, ich hab keine Ahnung

B: Dass Sie nichts bekommen, ist ein Level zu hoch, ist Ihr Gedanke? Dass heißt, Sie bekommen zu wenig von mir, das ist ein Level zu hoch

A: Oder einfach zu unverständlich für mich, ich kann nichts damit anfangen oder wenig bis gar nix damit anfangen, bis auf eins, zwei Sitzungen mal mit der Frau, ich und mein Namensgedächtnis, die Dame mi'm Pferdeschwanz, irre, da hab ich mit einer Sitzung recht gut was anfangen könne, deshalb war ich auch so traurig, dass sie weggegangen ist und ansonsten kurzfristig ab und zu amal, aber einfach zu wenig, das meiste einfach nur irgendwas, irgendwie, was, kannscht jetzt auch net saga, aber was erzählt, aber halt, Begriffs so auseinanderg'risse halt, des is, was i eh scho öfter gsagt hab, dass kei Führung, kei, ja, ich möchte einfach a bissel Führung haben, einfach auch a bissel, mmh, ach Gott, @

B: Sie möchten geführt werden von mir

A: (laut Auflachen) Ja, () o. k. ja, ja, ja,

B: Mh

A: Ka ma so sehen, ja, einfach in die richtige Richtung und ja, kann ma vielleicht so sehen, doch; (-)
B: () Verständnis
A: Mmh (-)
B: () die nächste Woche sehn?
A: Muss grad mal gucken gschwind, also.

Drittes Interview – Transkript W. A.

K: Klient
Th: Therapeut

K: Inzwischen woar da Amtsoazt do, via oda fünf Polizisten, des gaunze Haus hot gschaut; zwei Polizeiautos, von den neuen, den schnittigen; – einen, einen Tschik hob i an Kibara aus da Pappn ghaut und er hot mit zurückgedrängt – und dann woa a Frieden (.;) und dann ham ma uns guat vastaundn (.;). Da Aumtsoazt hat nur gsogt, i soe net min Auto fahrn, hob i gsogt: o.k. Is des net toll (?,)
Th: Was hat Ihre Frau so beunruhigt?
K: Frogns mei Frau
Th: Interessiert Sie das nicht?
K: Wir sind scho gschiedn. Ja, weil ich so schoaf bin. So wie ich jetzt mit Ihnen bin. Des vertragen Frauen nicht. °°wer°° Männer sind anders. Mit Männern kaun ma eine auf die Brust haun, im nächsten Moment ist es gut. Eine Frau vergisst dir das drei Jahre nicht, weil sie schwanger sein könnte (-) Bitte?
Th: Aber was is...
K: Verstehn Sie des nicht? *(Ja)* Das ist ein Unterschied
Th: Und auch wenn Sie den versteh'n, den Unterschied, hilft Ihnen das nicht, das Leben zu meistern.
K: Aba ja, des wiad ma scho helfn. Ich muss mich einfach zurücknehmen. Ich muss mich ganz langsam darauf...
Th: Aber
K: hhh – I wül wieda in die Gruppe; der Elima hot gsogt, er muss drüber nochdenkn, ob ich wieda in die Gruppe gehen darf. Dort war ich auch schoaf. Oba dem Herrn, wie heißt er, dem Herbert Burgler, hot es sehr geholfn, meine Schärfe. Der ist mit den öffentlichen Verkehrsmitteln nach Haus gfahrn.

Th: Ja

K: Der mim Rollstuhl, der ist vor einer Woche noch im Rollstuhl gfahrn; den hob i dreimal schoaf angredet (-) und jetz is a geheilt. Wenn er gut weitermacht; oba wenn a an Rückfall kriegt, kaun i a nix machen. Verstehn Sie, was ich mein?

Th: Ja

K: Na, es is manchmal gut, wenn ma schoaf ist. Chili con carne, Chili is a schoaf. Chili – Schärfe mit Herz. Verstehns des?

Th: Na, mit Ihrer Frau, Exfrau hat das bisher große Probleme gegeben.

K: Nein *(Ja)* Wir sind noch nicht geschiedn, aber Sie (!) wolln uns scheiden lossn,, (-) aus finanziellen Gründen.

Th: Aus finanziellen Gründen?

K: Ja, des is günstiger. Köm ma zwa Wohnungen haben, kriegn vü mehr Geld, des Haus von der Mutter krieg ma nicht als Belastung, sondern als Sicherstellung. Is alles vü besser, weil meine Mutter spinnt nur auch. Die hob i gestern umgschmissn auf d'Nocht, weis den Samuel die Eisenstange am Kopf ghaut hot, die Deppate.

Th: Sie ham Sie umgschmissn?

K: Ja, oba sie is von söba hingfalln. (-) Für die Polizei. (-) Doat woa auch schon die Polizei aufnehman. Bei der...

Th: Ja

K: Oiso, wenn es so weitergeht, is es schissn. Jetz muss i aufpassn langsam – wie i muass a bissl weniger Polizeikontakt haum (-)

Th: Ja

K: Wie sunst is irgendwann, sunst homs mi dann, dögln mich oda gem mi woanders hin. Wenn ich nicht hier in Behandlung wär, hättn's mich nach F. gfüahrt. Gaunz sicher *(Ja)* Da war i schon im Gittabett (-) oda im Guaknbett. Oiso jedenfalls in einem Schutzbett, wie des euphemistisch heißt. Wissen Sie, was das is, ein Euphemismus? Eine beschönigende Ausdrucksweise.

Th: Mhh

K: Oiso eine Diktion, eine Sprechweise, eine Sprache, ein Sachverhalt das die Sache nicht beim Namen nennt, sondern verharmlost, verstehn Sie das? Sind n Euphemismus. Oder ham Sie das nicht gewusst?

Th: Nein, so genau hab ich das nicht gewusst, wie Sie das jetzt gesagt haben.

K: Na ja, i bin da Magister, nicht Sie. Hhh Haben'S des scho aufgnommen jetz?

Th: Jo, müsste funktioniern.

K: Na bitte. Übersteuerts eh nicht?
Th: Nein
K: Gut. Sind beide Kanäle gleich? Oda sehn Sie das nicht?
Th: Das kann ich nicht sehen
K: Is das Mikrofon noch umgedreht?
Th: Nein
K: Drehn Sie's wieder um. Stön's as am Kopf, dann weans sehn, obs auf der andern Seite dann laut is.
Th: Gut
K: (Keine Wiedergabe) Wie stehts... .jetzt müssts gut gehen
Th: Mhh
K: Wean's es sehn daun während der Aufnahme. Oba Sie san immer leiser als ich
Th: Ja
K: Aber es muss ja nicht sein, ich kann auch ganz leise sprechen @ jetz kummt a Auto (-) Is des a Lastwagen? Jedenfois a söbstfahrendes Viech. So a Miniauto oder. Wie geht's Ihrem Motorrad, hot as scho zsammghaut?
Th: Hätt er's zsamhaun solln?
K: Nein *(Ja)* Natürlich nicht. Aber warum sind Sie heute nicht mim Motorrad da?
Th: Nau, ...
K: Weil Sie mim Fahrrad da sind
Th: Ja
K: Bitte?
Th: Ja
K: @
Th: Aee
K: Ich brauch' Sie gar nicht. Sie sind nur durchs Lachen wichtig
Th: Mhh
K: Wie kriegt ma des weg, des Schoarfe zur foischn Zeit?
Th: Eine gute Frage. Weil ich denke, dass das schon eine Art ist, die Sie sehr im Leben immer behindert
K: Nein, sie bringt mich auch weiter *(Ja)* (-) (JA) Ja, sie behindert mich auch, nein, sie behindert mich auch nicht, sie bringt mich auch weiter. Ja und Nein. Wie bei den meisten Dingen
Th: Mhh
K: Ich hab ein neues Handy hier
Th: Ja

K: Schaun Sie her. (-) Des is gaunz super

Th: Ja

K: Des is so geil. Da kann ma super telefonieren damit. Das is nämlich ein Klapphandy

Th: Mhh

K: Da kann ma mit'n Ohr zu Ohr und mit'n Mikro zum Mund. Da braucht ma nicht so blöd redn.

Th: Ja

K: (-) Aber es is leider sehr anfällig; drum hab' ich's an einem Bandl und hab's in der Tasche stecken.

Th: Damit's nicht verloren geht

K: Damit's nicht kaputtgeht. Weil da ham's ma scho a Handy gstohl'n, ober des woar eh a Dreck, woar von Motorolla. Des kost a 199,- Euro Normalpreis. 2.000… 200,- Euro sind 2.400,- Schilling (-) Na,

Th: Ja

K: 2.800 pt Wie viel hat Ihr Gerät kost? 70,- Euro () Da befinden wir uns ja in einer gleichen Größenordnung mit unseren zwei Geräten, oder?

Th: Mmm

K: Ich hab nur 0,- Euro dafür bezahlt, aber dafür hab ich eine zwei Jahre Vertragsbindung eingegangen mit Telering, wo ich 5,- Cent zahl' in alle Netze, 5,- Cent zur Mobilbox, 5,- Euro Grundgebühr und 20,- Cent pro SMS. Des geht oder?

Th: Ja

K: So, des hätt ma erledigt, jetzt muss i no zum E.

Th: Wann ham Sie an Termin?

K: Na ja, nach der Visite

Th: Mmmh

K: Es is drei viertel oder?

Th: Ja

K: Wolln ma Schluss mach'n? (-) Oda schenken Sie mir drei Minuten

Th: Wir haben gesagt, dass wir bis 50 arbeiten

K: Also gut, Sie schenken mir fünf Minuten. Sehn Sie, des is des Honorar, fünf Minuten länger, weil ich sechs () Meine Zeit is wertvoller als Ihre, des is amal klar. Aber toll, wenn ich a Honorar hab höher als a Psychotherapeut

Th: Was ist daran toll?

K: Weil ein Psychotherapeut hat ein hohes Honorar. Sind Sie in ganzen Tag da oder () Davon kann eine Putzfrau nur träumen, die kriegt fünf, sieben bis acht Euro pro Stunde, ein Zehntel. Merken Sie, was da läuft? .hhh

Gut, also ich brauch'n die fünf Minuten wahrscheinlich gar nicht ganz. Sie woll'n ja auch dann eine Pause machen. ?, Na lass'n S'as noch eingschaltet, ich räum noch weg *(Ja)* es ist noch nicht aus die Stunde. Ich häng noch () vielleicht kommt jetzt noch am Ende der Stunde wer herein () So, und jetzt wea i den E. sekkiern, weil der hat gsagt, er weiß nicht, ob er mich noch lasst in der Gruppe, weil i mich so aufgfüahrt hab schoarf in der Gruppe

Th: Mhh

K: Wird' ich ihn interviewen. ... auf den E. wart. Und dann muss ich den Dr. B. anrufen. Der gibt mir ein homöopathisches Mittel. Auf Wiedersehen.

Th: Auf Wiedersehen

K: Habe die Ehre. Derf'i mim Radl foahrn oder min Motorrad?

Th: Nein, Sie dürf'n mit mir einen neuen Termin vereinbaren

K: Morg'n. Haum ma für morg'n net eh scho an Termin vereinbart? Bitte?

Th: Ham ma noch nicht, aber ich schreib' Sie her, werm ma ja gleich sehn ...

K: Woss *(Ja)* Moment, morg'n hab i irgendwas

Th: Morg'n ist die Nachrichtenrunde

K: Na, die is heute

Th: Na, Moment

K: Morg'n is goa nix um 10. Heute is Nachrichtenrunde um 10.

Th: Morg'n um 10

K: pt Ja, wenn's noch geht, sonst ruf' ich Sie an. Wenn ich nicht nach Haus muss. Wenn meine Mutter was braucht, muss ich weg, wie (hustet) ... und haum S'as schon z'sammbrocht (baut?)

Th: Des is leicht

K: Schauns, ma muss nur die richtigen Leit' fragen.

Th: Genau

K: Was krieg'i für ein Honorar?

Th: Aja, das beschäftigt Sie ja schon länger.

K: Einen Stein im Wasser. Zur Benützung, danke. (-) Was krieg' ich fürs Ordnen eines Kabels? Einen Untersetzer für die. (3) – Was kriegen Sie für den Sessel? Nix, der ghört net Ihnen. (-) Aha, ein Motorrad ham Sie steh'n. Ooh, geht sich das aber aus? () So ein schöner Haken für einen schönen Mantel. Aber der kommt net () der Mantel gehört da nicht hin. Schaun Sie, ein echter Burber (?) 20 Jahre alt

Th: Sie können ihn auch dort hinhängen; geht es sich aus? Hinter Ihnen. (3-5) Er ist ein bissel nass geworden

Th: Ja

K: Dafür is er ja da. Äätsch. Es regnet eh nimma drauß'n. Darf man hier rauchen? Nein? Wozu sind Sie da? Damit ich antworte für Sie. Is'ein schönes Handy. Ich wird's aber abdreh'n .; damit wir nicht gestört wird'n. (5) Den darf ich aber schon da hineinhängen. (-) Oder ist das ein Übergriff in Ihre private, persönliche Sphäre?
Th: Wie erleben Sie's. Eine spannende Frage?
K: Nicht sehr übergriffig, eine Spur vielleicht
Th: Eine Spur
K: Weil Ihre persönlichen Sachen da hinten sind. Die Rolle
Th: Bitte
K: Nein, das ist kein Übergriff, wenn Sie mich hinweisen. hhh (-) Jetzt mach' ich mir einen Spezialduft. (-) Soll ich's vor die Tür legen? Ich mein, dort? Draußen?
Th: ä...
K: Bitte?
Th: Riechen Sie so streng?
K: Das weiß ich nicht
Th: Das kann ich Ihnen auch nicht sagen
K: Das wird'n Sie gleich sehen, gleich merken. Ich weiß genau so viel wie Sie in dem Zusammenhang. Ich biete Ihnen an, sie vor die Tür zu legen, wenn Sie wollen. JA Wenn sie nachher nicht weg sind. (-) hhh (-) Nehmen Sie schon auf?
Th: Ja
K: Brav
Th: Wenn es funktioniert. Aber es müsste funktionieren
K: JA Ja, Ja, ja, es ist auch nicht übersteuert. Sie müssen es (dreht das Mikro) so herstellen
Th: Ja
K: Versteh'n Sie, damit wir beide halbwegs vernünftig drauf sind. °wer° Es ist ein gerichtetes Leben.
Th: Ja
K: pt °wer° Sag'n Sie nicht immer ja wie ein kleiner Bub pt, dem man was Neues erzählt, das er nicht versteht
Th: Ich bin nicht ein kleiner Bub, der nichts versteht
K: Ihr Gedanke, mein Gedanke is, Sie sind ein kleiner Bub, der nichts versteht
Th: Ja
K: Ja @ jetzt mach' ich das, was Sie mit mir machen, mit Ihnen. Ihr Gedanke ist, dass Sie mit mir machen, was ich mit Ihnen mache. *Ja* .hhh hhh Ihr

Gedanke sei mein Gedanke, dass ich das mit Ihnen mache, dass Sie, dass Sie mit mir – es ist schwierig, das immer hin- und herzuspielen. Die deutsche Grammatik lässt es noch einige Male zu, aber dann is' irgendwann schwierig

Th: Mmmh

K: pt Die Spiegelung (-)

Th: Sie spiegeln mich gern oder?

K: @ Sie spiegeln doch mich die ganze Zeit oder verbal @ Spiegeln Sie mich gerne? Na, des hat kan Sinn, wir woll'n doch weiterkomman in der Therapie pt Ich darf meine Krawatte etwas lockern. °wer° (-) I hob' a Krawatt'n und Sie haum net amoi an Schal, aber das hab' ich Ihnen glaub' ich gestern schon gesagt

Th: Ja

K: Was wollt'n Sie jetzt sagen?

Th: Dass Ihnen das gestern schon eingefallen ist zu Beginn

K: Na ja, es stimmt ja auch

Th: Ja

K: Is aber uninteressant. Sie brauchen ja keine Krawatte woll'n. pt Sie woll'n ja nicht soviel Eindruck schinden wie ich. Sie hab'n ja schon einen sicheren Posten (h) pt einen gut dotierten, hoff' ich, allzu viel wird's nicht sein, sonst hätten Sie nicht so ein Mos, Kleinmotorrad, sondern ein größeres. .hhh (hustet) (-) Was dümpelt da? Ah, das sind die Pulver, die soll ma nicht verliern. .hhh Der richtige Analytiker wirkt hinten, wenn ma auf der Couch sitzt, sitzt hinten, wenn ma auf der Couch liegt pt und das Licht is etwas gedämpft. Bitte das Licht abzudrehn. .hhh hhh Eine Kerze auf den Tisch. Licht zum Mitschreiben brauchen Sie ja nicht, sie ham eh das Mikrofon. Warum seufzen Sie so tief. Mein Gedanke ist, Sie seufzen so tief. Warum Sie aber wirklich so tief geseufzt haben. Ihr Gedanke ist, dass es mir wichtig ist, dass Sie tief seufzen.

Th: Dass ich tief seufze, ist Ihnen wichtig.

K: (Lautes Auflachen) @ Sie sind köstlich, Meier. Au !(laut) Da hab' ich was, was mir sehr wehtut. .hhh hhh Ich muss zur Fußpflege. Seh'n Sie, was das is? Woll'n Sie sich's anschaun?

Th: Möchten Sie, dass ich mirs ansehe?

K: Ja (JA) bitte, hier, seh'n Sie das?

Th: Ja

K: Mordversuch vom B.

Th: Vom B.

K: Ja, Station B. Geeeh, is Ihnen B. ein Begriff?

Th: Ja, der is hier Primarius

K: (Ja) Klein-Schüller

Th: Ja

K: Arschloch (-) Drecksau – ich werde ihn verklagen wegen Mordversuchs

Th: Mmmh

K: pt An einem Juden. Das geht ihn gar nichts an, dass ich gar keiner bin. Außerdem ist es egal, ob man einen Juden oder Nichtjuden ermordet in Österreich. *(Ja)* Wasser, bitte, Wasser. Kennen Sie das vom Falco?

Th: Nein

K: °wer° Geht in der Wüste, schleppt sich dahin, ruft Wasser,

Th: Nein, kenne ich nicht

K: Wasser, nur einen winzigen Schluck, nur ein paar Tropfen, dann kommt eine Fee, bringt ihm ein paar Tropfen und er macht aahh, richtet sich seine Locke. Dazu sind Sie zu jung vielleicht, um ihn zu kennen. Wie alt sind Sie? Es ist Ihnen also wichtig, wie alt ich bin – ja? *(ja)* Woll'n Sie's mir bitte sagen?

Th: Was interessiert Sie daran?

K: @ Seh'n Sie, jetzt wusste ich nicht, was Sie sagen. Nur ob Sie den Falco (), ob Sie den Falco noch live gekannt haben oder nicht?

Th: Was glauben Sie? Es scheint ja noch nicht lange her zu sein, dass der Falco live aufgetreten ist.

K: Ich weiß es leider nicht, wie lange das her ist. Ich kenn' mich mit dem Herrn Falco nicht aus. Mir ist der Witz von meiner Frau überliefert wordn

Th: Mmmh

K: pt Des tut ma da a bissl weh, wenn i mi so aufsetz' hhh aba des interessiert mehr meinen Physiotherapeuten. .hhh

Th: Brauchen Sie einen Physiotherapeuten

K: JA, ich hab' dem Dr. A. schon gesagt, er soll- Darf man die angreif'n? Er soll mir eine Überweisung schreib'n. Bitte planen Sie des in die Termine, in den Termin, in die Terminplaner. Haben Sie mir schon einen Therapieplan gemacht?

Th: Nein

K: Was machen Sie die ganze Zeit mit der Frau C. außer flirten? (-) Pt Mach' ma bitte jetz in Therapieplan?

Th: Ich würde vorschlagen, Ende der Stunde schreibe ich Ihnen einen Therapieplan.

K: Mit einem Physiotherapietermin drinnen; und bis Freitag soll der gehen, nein bis Donnerstag soll der Plan gehen, wei Freitag muss ich um 13.00 Uhr zu Hause sein. Da kommen die (3) vom W-Werk. Ich gehe Ihnen zu nahe, das brauch' ma nicht so nahe; °wer° da kommen die vom W-Werk, von K., (Schluckauf) Siedlungsgesellschaft K., Gemeinnützige Siedlungsgesellschaft .hhh und vereinbaren Termine für die Behebung der Mängel. Nachdem drei Jahre abgelaufen sind, besichtigen sie jetzt das Haus, die Mängel, die wir angegeben haben.

Th: Mmmh

K: Verstanden? Ist, war das klar ausgedrückt?

Th: Deswegen müssen Sie am Freitag dort sein

K: Deswegen muss ich am Freitag dort sein, meine Frau kann da nicht dort sein. Außerdem bin ich der Techniker, wie Sie ja gesehen haben. Sie is nur die Ingenieurin, aber ich bin Ingenieur und Magister *(Ja)* und das ist etwas mehr. °°wer°° I bin a Magister und Sie san net amoi a Ingenieur. Aber Sie sind ein Diplomsozial nein Sie sind ein Diplom hhhhh Diplomgesundheitskrankenpfleger Psychotherapeut Therapiezentrum Sie haben ein Propädeutikum gemacht oder noch nicht

Th: Sie kennen sich ganz gut aus in der Ausbildung

K: Ich kenne mich in verschiedenen Gebieten ganz gut aus. Ich bin nämlich ein (h) Universalgenie @ (h) Genie für zwischendurch wäscht die Wäsche frisch

Th: Es scheinen Ihnen Titel etwas unheimlich Wichtiges zu sein.

K: JA Ja unheimlich. Ich werde mir das im Führerschein streichen lassen, sonst glauben die, ich bin nur Magister. In Wirklichkeit können Sie dann fantasieren ich bin Magister, Doktor, Professor, .hhh Diplomingenieur, Hofrat, Regierungsrat, Oberstleutnant der Reserve. haha Nicht Titel sind wichtig, Quali fi kationen sind wichtig °wer° das ist ein Unterschied Herr Dr. Meier aa entschuldigen Sie Herr Diplomgesundheits- und Krankenpfleger Meier. @ pt Finden Sie's nicht langsam lustig? @

Th: Möchten Sie, dass ich lache?

K: @ JA Ja natürlich, ich find' des lustig, was ich mach'. Ich reiß' doch den dummen August runter. .hhh hhh

Th: Na wenn's Ihnen wichtig erscheint, sich damit zu beschäftigen.

K: Besser ois mit de Scheißkibara. Nein, ich möchte wissen, ob ich mich von meiner Frau scheiden lassen soll oder nicht. Sagen Sie mir das

Th: Ich möchte ... Gestern haben Sie gesagt, Sie möchten sich scheiden lassen wegen dem Geld

K: Nein, das dürfen wir besprechen. Jemandem anderen darf ich das nicht sagen. Der ist ja nicht zur absoluten, unbedingten so extrem wie das Beichtgeheimnis Verschwiegenheit verpflichtet

Th: Ist Ihnen das wert, sich scheiden zu lassen wegen dem Geld? Ist eine Wertfrage

K: Kirchlich bleibe ich verheiratet. Vor dem Staate ist die Ehe der Lebensgemeinschaft gleich. Daher soll'n sie scheißen geh'n. Wenn's mir mehr Geld bringt, bringt's mir mehr Geld. Den Ring kaun i trog'n oda a net, es is ollas ans, es is ollas ans, oba net amoi ob ma a Göd haum oda kans. Es is ollas ans, kennans des Lieadl?

Th: Ja

K: A Wiener Lieadl

Th: Ja

K: .hhh Sie antworten mit Ja oder Nein. Das find ich ganz brav von Ihnen und lassen nur mich reden. Wolln Sie nicht auch ein bissel sprechen? Bitte um eine Wortspende.

Th: Sie möchten eine Wortspende?

K: Von Ihnen ja. pt Wie empfinden Sie die Situation jetzt? Lustig, bedrückend, blöd? Therapeutisch? Untherapeutisch? Geht es in eine gute Richtung, geht es in eine schlechte Richtung? Bitte um ein Referat von mindestens einer Minute

Th: Das wär eine Vorgabe. Ich kann schon dazu etwas sagen. Ich kann Ihnen nicht beantworten, in welche Richtung es geht, weil die Richtung ja Sie bestimmen. Das, was ich sehen kann, ist, dass Sie gewisse Dinge wiederholen. Sie beschäftigen sich mit ähnlichen Dingen wie gestern und wie die vorletzte Stunde am Freitag.
(5–8)

K: Spenden Sie weiter

Th: Wieso spenden?

K: Ja sicher

Th: Es geht ja darum, was es für Sie bedeutet, wenn Sie sich verhalten, wie Sie sich verhalten.

K: Na ja, das ist ein Theater, um Leute zu was zu bringen oder zu ärgern. Aber in Beziehung () Das ham ma ja gestern besprochen.

Th: Ja, gestern is um Beziehung gegangen.

K: In da, da Gruppe

Th: Ja

K: Was sagn Sie zu meinem Gedächtnis? (5–8) Is es gut oder schlecht? Ja

Th: Das kann ich Ihnen nicht beurteilen.

K: @ Ja das war jetzt etwas länger als ich Ihnen geantwortet habe. () Ich bin ganz zufrieden mit meinem Gedächtnis

Th: Ja

K: .hhh hhh (lautes Gähnen) Jetzt möchte ich- Kam ma das in Blau umstellen? () Oda is des eine gefährliche Mischung? Und Wasser. Würden Sie jetzt bitte so lieb sein und mir Wasser bringen, ich mag nicht aufstehen. °wer° Mit dem blauen Stein, mit den, blauen Einschlüssen (?)

Th: Bitte schön (8)

K: Jetzt darf ich Ihnen, des is gefährlich für mich zu Hause so ein Stein. Das werd' ich einführen, dass ich nur noch aus Bechern mit Steinen trink, wird getrunken. Wenn ich dann jemandem das Wasser ins Gesicht schütten will, kriegt er einen Stein drauf, daher werd' ich das unterlassen. Versteh'n Sie, was ich mein?

Th: Ham Sie öfter das Bedürfnis, jemand Wasser ins Gesicht zu

K: *Ja* Ja

Th: schütten?

K: Manchmal. Aber so ka ma immer noch spritzen, indem ma's dreht, dann spritzt das Wasser raus, we'ma's schnell dreht. Schwappen ka ma da nur, nicht mehr so gezielt.

Th: Möchten Sie gerne jemanden anspritzen?

K: @ JA Ja, ich bin nämlich der Spritzer. Spritzig. Abspritzen ist schön. () .hhh (-) Hab'ich schon länger nicht gemacht. (-) Sie versteh'n, was ich meine?

Th: Das Thema hat Sie ja schon einmal beschäftigt, dass Sie keine Sexualität leben.

K: Ja. Ich lebe sehr wohl Sexualität, aber nicht bis zum Orgasmus. (5) Gebn Sie mir die Hände, die Hände, bitte, nur die Hände hineinlegen. Ja. Berühr'n Sie mich mit einer Hand. () Nur die Fingerspitzen.

Th: Ich tät'gern am Ende der Therapie versuchen, Herr Magister, sich zu entspannen, das zu äußern, was in Ihrem Kopf ist

K: Ach, der Kopf is so groß, dick und schwer, unbrauchbar, (-) nein, er is eigentlich leicht, ein bisschen dusselig, es ist ein Hirn in meinem Kopf, eine Nasenhöhle, eine Stirnhöhle, eine Mundhöhle, ein Hinterhaupt, noch zwei Ohren usw. wollen Sie noch mehr hören? (3) Sie meinten offensichtlich nicht das. Hab' ich heute eine gewählte Ausdrucksweise?

Th: Woher kann ich das erkennen?

K: *Ja* An der Diktion

Th: () von gestern

K: (lautes Gähnen) *Ja* So, bitte wecken Sie mich in 10 Minuten. (Husten) Mir wird hier noch kalt. .hhh Der Boden is mir zu kalt. Sie brauch'n bitte eine Couch.

Th: Das stimmt

K: Auf Kosten der Gemeinde Wien oder auf eigene Tasche, vom Freund gebraucht. () .hhh Jetz is mir ein bisschen wärmer, ich bin etwas verschnupft, Sie hörn's wohl. .hhh Ich glaub, ich steh' lieber auf, sonst hol' ich mir noch den Tod °wer° in der Psychotherapie. °wer° Ist das der Sinn einer Psychotherapie, sich den Tod zu holen? Ja, ein wenig schon, das Alte muss sterben, das Neue muss werden. Dazu ist die Psychotherapie da. Warum schweigen Sie so frech. () hhh Es is mühsam mit Ihnen, JA Es is mit allem mühsam hier. Am meistn mühsam is mit mir söba. (»Aufziehn«) hhh

Th: Was macht Sie so unzufrieden?

K: .hhh °wer° Ich will Nähe, ich will Zärtlichkeit. (singt) I wü a bissal schmusn, auch mit dein schenan Busn, i wü di streicheln, vielleicht du die Eichel, es is a Dreck (geht über in Sprechgesang) oba es is -?,- guat. Es muaß amoi enden. (Ende Sprechgesang) Des Gedicht, des wer ma veröffentlichn. Derf i ma des amal abschreiben.

Th: Welches Gedicht?

K: Das war ein Gedicht. Oda nicht?

Th: Aber es geht ja um den Wunsch, gestreichelt zu werden.

K: Ja, mich hat die Decke gestreichelt, mich streicheln meine Socken, mich streichelt mein Hemd. Muss nur genau hinspüan, oba es hindert an (weinend) *Ja* a Mensch mecht i sei, a Mensch mecht i wern, a Mensch mecht i bleibn. (singt weinend) Mir is ollas ans, mir is ollas ans, nur des ane is ma net ans (schluchzt) (brüllt weinend) Kann mich niemand umar-*Ja*-men. (-) Seid's alles Schwein-*Ja* e. () (spricht in Normalton weiter) aba des woar jetzt a bissal knapp. (zieht auf) Haarscharf vorbei an einer Sachschädigung. .hhh Aber nicht in meiner Absicht. Sondern eine fahrlässige – weshal… – hhh I geh immer haarschoaf vorbei an irgendwas, da straf i imma an (weinerlich) und des tut weh. I wü net so vü Schmerzn hab'n. Kennan's mi net mit ana Zärtlichkeit lobn? (-)

Th: Ich versteh' schon Ihren Wunsch, aber wie kommen Sie dazu, ich denke mir …

K: JA Wi kumm i dazu. I gspür mein Oasch, wia eam die Hosn streichelt, des is a scho wos, in da Not, wo da Teife Fliagn frisst. Hhh Derf i ma das amoi oschreibn, was Sie do aufgnumman haum. °wer° Des wird a Büachl wean. Da wern die Leit brennan wia die Lusta °°wer°° und i hab an Gusta

Th: Worauf

K: Auf a guts Essen essen im Sacher. (weint) Mit da Michaela. (brüllt laut) Mit meiner Frau () (brüllend) (schluchzt) ich hoit das nicht aus. (weinend, dann brüllend) So viel lange Zeit ohne Sex, ein Jahr hab ich eine Hure gehabt. ()

(Brüllt zu einem Mitpatienten) Euch geht des gar nichts an, da draußn, du Trottel, verschwind. Horch net zua, verschwind

Th: Wer ist da

K: (Brüllend) Na, der Deppate.

Th: Lassen Sie ihn.

K: Sie solln nicht zuhören

Th: Sie solln nicht schreien

K: Gusch, des geht di nix an

Th: Herr Magister, wir arbeiten nicht, wenn Sie die Leute nicht in Ruhe lassen.

K: Der hat zugehört, der kann gar nicht weghörn. (Brüllend) Au, au mir tut meine Hand weh.

Th: Ich denke mir, ich versteh schon, dass Sie keine Sexualität haben mit Ihrer Frau. Das scheint schon …

K: Wia der mi behandelt hat. Hams des gsehn?

Th: Habe ich nicht gesehn.

K: Na, wie ein Dreck, Gegangs eine do, des war scho immer a Oaschloch do oben im zweiten Stock. Des Oaschloch, des Bucklade, des soi aufgeh, soi in Pension geh, die Sau. Au mia tun die Finger so weh, i hob d draufghaut mit die Finga aufs Metall

Th: Ich hab's gesehn.

K: Au. Bitte blasn

Th: Sie hätten gern …

K: Heans, Sie soin blasn, hob i gsagt.

Th: Warum sind Sie so, können Sie sich bitte wieder hinsetzen, Herr Magister.

K: Können Sie nicht ein bissel was gebn von Ihrem () abstinente Dreck- JA sau.

Th: Warum sind Sie jetzt so wütend?

K: (brüllend) Weil Sie mich nicht, weil Sie nix machen, was ich will, was mit einer Berührung zu tun hat.

Th: Ich hab Sie gerade berührt, aber Sie sehn das nicht

K: °wer° Ah ja, wie Sie mich reingebeten ham.

Th: Und auch jetzt gerade, den Moment, aber Sie sehn das nicht, des geht verlorn.

K: Des übersteuert wieder

Th: wenn Sie so schrein

K: @ () Schaun Sie, überall anders wäre schon die Polizei gekommen, wenn ich so schrei, () zeigen, dass ich normal bin, es geht mir schon so auf die Nervn.

Th: Was

K: Dass ich dauernd aufpassn muss. (5) Des tuat ma weh. () Des is doch net dicht, des Zimmer. Wenn ich schrei, geht der Schall hinaus. (Brüllend) Au des tuat so weh. I ham mi verletzt.

Th: Möchten Sie hinaufgehn und sich eine Salbe verabreichen lassn?

K: Nein, des ist zu früh, Herr Dr. I wüs jetzt unters Wosser hoitn, i wüs aufe unters Wosser hoitn, damit's Blut net so einerinnt, (-) da is sicherlich irgenda Aderl geplatzt. Auu, Aaaah, es ist nicht der Hitlergruß. Hhh Mei Blutdruck ist jetzt auf 240, woin ma messen geh.

Th: Haben Sie sich jetzt so angespannt:

K: Ja, wegn dieser Drecksau do draußn, (5) au, au, es kann niemand was dafüa, i hab mi selber angehaut, niemand kann etwas dafür, ich hab hingedroschn, weil der zugemacht hat, weil er sich gefürchtet hat. Ich hab Ihnen auch Angst gemacht.

Th: Ist Ihnen das wichtig?

K: *Ja* Nein, es ist mir nicht wichtig, aber manchmal ist es notwendig, wenn sie meine Grenzen überschreiten und mich nicht achten, wie's mia gebührt. Mi hat heit ana gschimpft draußn. Drauf hob i eam de Tschick aus da Pappn ghaut (-) mit da Zeitung. So, tschak, dann woar a schmehstad. (5) Eine innere Verletzung am Ringfinger re. Hand () Brauch ma nur die Rettung. Den Amtsarzt. Die Notärzte, Polizisten. °wer° Herr Meier, des geht ma ois scho am Geist. Verstehn Sie mich.

Th: Ich denke, dass sich etwas wiederholt in Ihrem System; nach diesen Geschichten

K: Abo es geht imma besser aus. Gestern hat mich niemand mitgenommen. Ich bin selbst mit der Eisenbahn hierhergefahren. Als freier Mann in einem freien Land. (weinend) Gott sei Dank, nicht von Nazis und Faschisten hineingepfercht in ein Gitterbett oder in ein Gurtbett oder in ein (brüllend) Schutzbett, diese Scheißer, sagen Schutzbett, damit man geschützt ist, Freiheitsberaubung, einem freien Staat, die einer selbst nicht würdig, das System der Menschenrechte, ich werd' das ganze hier in Luft sprengen, aber nicht physisch, sondern mit einem Rechtsbeistand, einem Heiligen. Versteh'n Sie mich?

Th: Haben Sie gestern auch schon gesagt.

K: Dass ich's in die Luft sprengen werd'?

Th: Heute mit der Lautstärke.

K: Ich kann auch ganz leise sein

Th: Ändert das was, wenn Sie schreien?

K: Mir geht es besser jetzt, mir geht es besser als gestern. Und mir geht es besser als grade vorhin. °wer° Ich hab nur Herzklopfn jetzt und eine gewaltige Stimme, die man nicht herausfordern soll. °°wer°° Weil sonst fliegt ma um nur von der Stimme. Wer mich nicht kennt und liebt und Angst hat, fällt ma um nur von der Stimme. Das hat schon Jesus gemacht. () Er hat gesagt, laut: Wen sucht Ihr: Und die Soldaten sind hingefallen.

Th: Fühlen Sie sich wie Jesus?

K: Nein, ich bin Willibald Olaf Adolf. Ich hab keinen religiösen ()

Th: Hab ich das gesagt.

K: @ Jetzt lacht er endlich. Wir werden noch Größeres vollbringen, hat er uns gesagt und des stimmt. Und wers nicht glaubt, kam ma a nix machen. Man muss nicht alle zwangsbekehren, das wäre wieder Faschismus. °°wer°° Davor möchte ich mich hüten. Und das ist meine Gefährdung. Dass ich mit Gewalt viel durchsetz. (weinend) Sie sind wirklich ein guter Therapeut.

Th: Danke

K: Weil ich, weil Sie das alles aushaltn, würden sagen, psch, die Nachbarn, hallo Schatzi, is des mei Handy. (mit leiser weinender Stimme) Jeda andere hätt sie angschissn. Stelln Sie sich vor, ich trete auf zu Hause, der gaunze Bau läuft zusammen. Holt die Polizei, und kapiert nicht, dass ich ein ruhiger Mensch bin. () ... wenn es Zeit dazu ist ...

Th: Vielleicht machen Sie anderen Angst, wenn Sie laut sind.

K: Aber die solln mich in Ruhe lassn, die Schweine

K: Nächster Stein, vielleicht is dann ruhiger, schaun, obs wirken.

Th: Ich kenn mich nicht so gut aus damit.

K: °wer° Ich weiß, dass Sie was bewirken können. Aber ich weiß nicht genau wie und was. Ich bin so weit Physiker, dass ich weiß, dass Sie was bewirken und nicht Esoteriker. So weit bin ich Physiker, so weit hab ich mich kundig gemacht. Ich habe meine Hausaufgabe geschrieben: Die Rolle, zur Rolle der Defekte in Festkörpern habe ich geschrieben. Ich könnte eine Diplomarbeit schreiben, ich könnte schon eine Dissertation schreiben. Ich könnte schon Professor sein.

Th: Warum ...

K: Na, dann hab ich ka Zeit mehr für die Kinder. Aber ich müsste andere arbeiten lassen mit dem, was ich weiß. () ich will, dass meiner Frau guat geht, ich wü, dass andern a guat geht, dass dem Pfleger guat geht. Oba schauns, wie der daherkummt. Is ma a wuascht. () °°wer°° Sonst müss ma fünf andere Pfleger hoin. Ob ma ihna die Freiheit nehmen. So geht des zua do. Lauter Faschisten. Wem ghört der Kübel aus Entenstadt? Des Radl, wem ghört des? Wo is Ihr Motorradl, haben Sie Angst, dass ich des abflader. () @

Th: Was haben Sie das letzte Mal gesagt?

K: Mir würde zu jedem Gerät einfalln, wie mas zu ana Bombn macht. (zieht auf) Drum hobns mi a beobachtet a Zeitlang, weil ich schon Terrorist gespielt hab. () Mikroschalter für die Waschmaschine hab ich mich übers Internet erkundigt, anstatt beim Hersteller bestellt, schon woa ich angepeilt mim Handy. Ich bin ma nicht ganz sicher, jetzt is ma alles egal, aber es war ma damois net egal, i hab mi so gfurchtn. Jetzt solln alle beobachten, was sie wolln, solange der A. Bundespräsident ist, solange die Österreichische Verfassung in Kraft ist und solange wir Abfangjäger haben. Der M. wird die Abfangjäger net rückgängig machen, sonst hau ich ihm eine in die blöde Fresse, solange fühl ich mich sicher in Österreich. Die Schweizer sind die Überfaschisten. () Schluss.